Alles Wissen stammt aus Erfahrung.
Immanuel Kant

kritische frauen & gender
Gesundheit

Printausgabe 9783938580783
ebook 9783938580356
Unveränderte Auflage, 2025

DIAMETRIC VERLAG Jutta A. Wilke e.K.
Versbacher Str. 181, D-97078 Würzburg
Fon: +49(0)931-7841230, info@diametric-verlag.de
(Angaben gemäß den Anforderungen der GPSR)

„Schwunzi"-Bilder: © Dagmar Voborny, A-Baden
Korrektorat: Inlitura Annett Keck, Börnichen
Druck: Franz X. Stückle Druck und Verlag e.K., Ettenheim

Brigitte Kita

Kraftzentrum Beckenboden

Verlag Diametric

frauen & gender

frauen & gender

Liebe Leserin, lieber Leser,

ab September 2026 tritt die „EmpCo-Richtlinie“ (EU-Richtlinie 2024/825) in Kraft, gemäß der nur noch Nachhaltigkeitssiegel zulässig sind, die auf einem Zertifizierungssystem basieren oder von staatlichen Stellen festgesetzt wurden. Die Angaben zu den ökologischen Eigenschaften dieser Buchproduktion sind deshalb unkenntlich gemacht.

DIAMETRIC VERLAG

INHALT

EINFÜHRUNG

Unser Gesundheitsbewusstsein hat sich in den letzten Jahrzehnten sehr gewandelt, und die Bereitschaft, mehr Eigenverantwortung zu übernehmen, ist gewachsen. Dennoch gibt es körperliche Funktionsstörungen, die nach wie vor als tabuisiertes Alltagsproblem gelten und denen sich Betroffene oft hilflos ausgeliefert sehen. Dazu gehört die Schwächung des Beckenbodens und der damit einhergehende unkontrollierbare Harnverlust, wenn der Schließmuskel der Blase betroffen ist.

Neben den körperlichen Beeinträchtigungen hat eine Blasenschwäche auch schwerwiegende Auswirkungen auf das psychische Wohlbefinden. Denn gerade in unserer leistungsorientierten Gesellschaft, in der Aktivität, Einsatzfähigkeit und Vitalität zählen, empfinden Betroffene eine unkontrollierbare Störung dieser Körperfunktion als Behinderung, die die Leistungs- und Arbeitsfähigkeit herabsetzt. Schamgefühle, Angst vor peinlichen Situationen oder belästigendem Geruch sowie die von Dritten registrierbaren häufigen Toilettengänge führen dazu, dass Betroffene sich mehr und mehr vom gesellschaftlichen Leben zurückziehen. Oft wird auch der sexuelle Kontakt eingeschränkt oder ganz vermieden aus Angst, abstoßend zu wirken, was Unverständnis beim Partner auslösen kann und die Beziehung belastet. Die Folge sind Depressionen.

Schätzungen zufolge sind ca. 15 bis 30 Prozent der zuhause lebenden Älteren und 50 Prozent der Patienten in stationären Einrichtungen von Harninkontinenz betroffen. Dennoch sind diese gehäuften Miktionsstörungen nicht einfach als altersbedingt normal anzusehen, sondern können diagnostisch und therapeutisch erfolgreich angegangen werden.

Es gibt also keinen Grund, eine Blasenschwäche als Schicksal hinzunehmen. Zunächst ist Mut gefordert, offen mit diesen Beschwerden umzugehen, damit Missverständnisse beseitigt und Hilfen angenommen werden können. Inzwischen steht ein breites Angebot an Hilfsmitteln und Behandlungsmethoden zur Verfügung, die ein Leben mit Blasenschwäche erleichtern und in vielen Fällen das Leiden heilen können. Aber nicht jedes Hilfsmittel ist für jede Blasenschwäche gleichermaßen geeignet. Für die bei einer Senkung operativ eingesetzten stützenden Netze oder Bänder gibt es darüber hinaus kaum verlässliche Langzeitergebnisse, sodass der Erfolg vielfach von der Erfahrung und dem Können des Operateurs abhängig ist.

Als tragende Säule bei der Behandlung einer Blasenschwäche hat sich das Beckenbodentraining erwiesen. Es ist eine wirksame Selbsthilfe ohne negative Nebenwirkungen, die sowohl als Einzelmaßnahme wie auch therapiebegleitend angewandt werden kann. Das leichte Trainingsprogramm ist auch für weniger Sportliche gut geeignet. Die Lockerungs- und Dehnungsübungen, die Bauch- und Beckenbodenmuskeln mit einbeziehen, und die Übungen zur Gefäßentstauung wirken sich außerdem positiv auf Kreislauf und Stoffwechsel aus. Die angeregte Gefäßdurchblutung beugt zusätzlich Krampfadern vor und senkt dadurch das Thrombose-Embolienrisiko.

Die einzelnen Übungen und Übungsphasen lassen sich unkompliziert in den Tagesablauf integrieren und können so vorbeugend oder in Kombination mit den beschriebenen Hilfsmitteln, wie Biofeedback, Pessare etc., einer Blasenschwäche erfolgreich entgegenwirken, sodass Betroffene nicht auf gesellschaftliche Unternehmungen, Reisen oder ein befriedigendes Sexualleben verzichten müssen. Das Einzige, was Sie dafür brauchen, ist etwas Selbstdisziplin.

Weitergehende medizinische Therapieoptionen, z.B. bei Senkungen, sind hier als Entscheidungshilfen beschrieben. Selbsthilfegruppen und die Deutsche Kontinenz Gesellschaft unterstützen Sie bei der Suche nach der individuell am besten geeigneten Behandlungsmaßnahme.

TEIL EINS
URSACHEN EINER BECKENBODENSCHWÄCHE

Wasserlassen und Stuhlgang werden von den Schließmuskeln um die Harnröhre und den After geregelt. Diese Muskeln haben die Aufgabe, sich beim Wasserlassen und Stuhlgang zu öffnen und anschließend die Ausgangsöffnungen wieder fest zu verschließen. Ist dieser Mechanismus beeinträchtigt, treten Beschwerden und Inkontinenz auf.

Von allen Beschwerden, die auf einer Muskelschwäche des Beckenbodens beruhen, übt besonders die Blasenschwäche mit Urinverlust einen enormen Leidensdruck aus. Von dieser Funktionsstörung sind in Deutschland schätzungsweise vier Millionen Menschen betroffen, darunter ca. zwei Millionen Ältere über 65 Jahre, die an einer behandlungs- bzw. versorgungsbedürftigen Harninkontinenz leiden. Zwar zeigt sich erst mit Beginn des fünften Lebensjahrzehnts eine steigende Tendenz, aber auch jüngere Frauen können zeitweise darunter leiden.

Zu den Ursachen, die eine Funktionsstörung des Blasenschließmuskels begünstigen, gehören:

- Ererbte Bindegewebsschwäche
- Übergewicht, Fettsucht
- Körperliche Überforderung, Tragen und Heben schwerer Lasten
- Schwangerschaft, Geburt, Geburtsverletzungen
- Hormonmangel im Klimakterium und Alter

Ererbte Bindegewebsschwäche

Eine genetisch bedingte Bindegewebsschwäche ist gegenüber den Funktionsstörungen, die wir aus Unachtsamkeit und Sorglosigkeit oft selbst verursachen, eine ererbte Anlage. Da auf den Beckenboden im Laufe eines Lebens unterschiedliche Faktoren einwirken, die ihn zeitweise oder längerfristig schwächen, ist es gerade bei einer ererbten Bindegewebsschwäche besonders wichtig, die Beckenbodenmuskulatur frühzeitig mit kräftigenden Übungen zu unterstützen.

Die meisten Gynäkologen und Urologen raten deshalb schon bei leichten Beschwerden zu einem gezielten Muskeltraining. Damit lässt sich der akute Zustand fast immer verbessern und einer weiteren Verschlechterung entgegenwirken. Die in speziellen Kursen erklärte Trainingsmethode zeigt aber nur dauerhaft Wirkung, wenn die Übungen in den Tagesablauf eingebaut und konsequent trainiert werden. Schon ein tägliches Üben von etwa zehn Minuten macht sich am Beckenboden positiv bemerkbar. Da sich eine Bindegewebsschwäche in verschiedenen Schweregraden äußern kann, sind zusätzliche Belastungen, wie Übergewicht, Heben und Tragen schwerer Gegenstände, unbedingt zu vermeiden.

Übergewicht, Fettsucht

Übergewicht und Fettsucht (Adipositas) erhöhen nicht nur das Risiko, an Diabetes, Bluthochdruck, Herz-Kreislauf-Beschwerden und Stoffwechselstörungen zu erkranken, sondern sie sind auch eine enorme Belastung für Muskeln und Gelenke und begünstigen ein Erschlaffen der Beckenbodenmuskulatur.

Da offenbar die Unterschiede in der Fettspeicherung individuell verschieden und vom jeweiligen Menschentyp abhängig sind, kann eine Anlagebereitschaft zu Übergewicht und Fettsucht genetisch bedingt sein. Auch Alter und Berufstätigkeit spielen eine wichtige Rolle. Wenn bei vorwiegend sitzendem Tagesablauf die Nahrungs- und Kalorienmenge nicht an den veränderten Energiebedarf angepasst und für mehr ausgleichende körperliche Bewegung und Muskeltraining gesorgt wird, werden die Fettdepotzellen ständig überfüllt. Falsches Essverhalten und eine unausgewogene Ernährung tragen ebenfalls dazu bei.

Welches Gewicht ist normal?

Übergewicht entsteht, wenn die tägliche Kalorienaufnahme den Energieverbrauch übersteigt. Unser Körpergewicht gibt uns darüber Auskunft, ob wir genügend oder zu viel Nahrung zu uns nehmen.

Mit der Broca-Formel (Sollgewicht in kg = Körpergröße in cm minus 100) lässt sich in etwa das individuelle Normalgewicht bei gering oder mäßig ausgebildeter Körpermuskulatur bestimmen.

Beispiel: 170 cm - 100 = 70 kg

Sport und Bewegung verbrauchen Energie und wirken einer Muskelschwäche des Beckenbodens auch bei Übergewicht entgegen. Neben den Übungen zur Stärkung der Beckenbodenmuskulatur sind allgemeine Gymnastik, Walking (zügig-flottes Gehen), Radfahren und Schwimmen sehr zu empfehlen.

Untersuchungen englischer Ärzte der Universität Manchester zeigen, dass Frauen in den Wechseljahren (steigende Tendenz zur Gewichtszunahme) durch flottes Gehen und Sport sogar das Infarktrisiko vermindern konnten. Die Probandinnen hatten ein Jahr lang pro Woche 16 Kilometer zurückgelegt, wodurch sich ihr Cholesterinspiegel günstig veränderte. Und einige Kreuzfahrtunternehmen bieten ihren Passagieren mittlerweile neben gesunder Ernährung und Wellnessbehandlungen auch Pilates als ein die Rumpf- und Beckenbodenmuskulatur stärkendes Übungsprogramm an.

Körperliche Überforderung

Das Heben und Tragen schwerer Gegenstände sowie eine einseitige, oft beruflich bedingte Bewegung oder Haltung beanspruchen den Beckenboden ganz erheblich und führen dazu, dass Wirbelsäule, Gelenke und Bänder sich vorzeitig abnutzen. Davon ist das gesamte Bewegungssystem einschließlich der Muskeln betroffen. Meist vollzieht sich dieser Abnutzungsprozess schleichend über Jahre hin, bevor Beschwerden auftreten. Deshalb sollten Sie nicht warten, bis sich Schmerzen oder Einschränkungen bemerkbar machen, ehe Sie aktiv werden. Fangen Sie vorbeugend an, indem Sie körperliche Überbelastungen vermeiden oder indem Sie, wenn diese unumgänglich sind, die Empfehlungen für körperlich schonendes Verhalten berücksichtigen (siehe Seite 49). Beginnen Sie zudem vorbeugend mit gezielten Bewegungsübungen zum Ausgleich und zur Stärkung der belasteten Körperbereiche.

Schwangerschaft, Geburt und Geburtsverletzungen

Besonders in der Schwangerschaft zeigt sich die Bedeutung einer funktionskräftigen Muskulatur. Die Beckenbodenmuskeln sind zusammen mit den knöchernen Anteilen des Beckens für das Stützen und Tragen der inneren Organe verantwortlich.

Während einer Schwangerschaft muss der gesamte Halteapparat dem Druck und der steigenden Gewichtszunahme des Kindes standhalten. Beim Geburtsvorgang kommt es zudem zu einer enormen Gewebedehnung, wodurch oft Einrisse am Damm, hohe Scheidenrisse mit Blutungen ins umliegende Gewebe, spätere Narbenbildung und Folgezustände auftreten. Auch die praktizierten Dammschnitte (Episiotomien) vor Durchtritt des kindlichen Kopfes oder ein ungenügender Dammschutz können sich negativ auf den eigentlich elastischen Beckenboden auswirken. Deshalb sollte bereits in der Schwangerschaft und anschließend im Wochenbett mit den Beckenboden unterstützenden und entlastenden Übungen begonnen werden.

Schmerzen beim Intimkontakt sowie ungewollter Harnverlust beim Husten, Niesen und Tragen schwerer Gegenstände sind nach einer Geburt die ersten Anzeichen für eine Störung in diesem Bereich. In den ersten Wochen und Monaten nach einer Entbindung ist deshalb besonders darauf zu achten, dass der Beckenboden geschont wird.

Normalerweise braucht eine werdende Mutter keine Änderung ihrer Lebensweise vorzunehmen. Es sei denn, ungesunde und strapazierende Gewohnheiten machen eine Umstellung nötig. Die gerade jetzt weich und nachgiebig werdende Muskulatur sollte beispielsweise nicht zusätzlich durch stundenlange Autofahrten oder Flugreisen belastet werden. Tägliche Bewegung, Spaziergänge und die in Geburtsvorbereitungskursen gezeigten leichten gymnastischen Übungen kräftigen und lockern die Muskulatur. Diese Kurse werden etwa ab dem fünften Schwangerschaftsmonat in Entbindungskliniken, von frei praktizierenden Hebammen, Krankengymnastinnen und Mütterschulen mit beratenden Gesprächen, Atem-, Entspannungs- und Dehnungsübungen angeboten und sind bestens dafür geeignet.

Während der Schwangerschaft sollte aber wegen der Gefahr einer möglichen Wehenauslösung das später indizierte straffende Training des Beckenbodens unterbleiben.

Auch nach der Entbindung ist unbedingt eine den Beckenboden schonende Verhaltensweise angeraten. Schonen heißt auch, sich auszuruhen und sich öfters hinzulegen. Deshalb raten manche Hebammen zum Stillen in Seitenlage. Dadurch wird der Beckenboden entlastet und einer Senkung der Unterleibsorgane vorgebeugt bzw. eine sich bereits andeutende Senkung wird nicht zusätzlich begünstigt.

Die nach einer Geburt auftretende Blasenschwäche mit Harninkontinenz ist meist vorübergehender Natur und lässt sich mit einer gezielten Kräftigung der Beckenbodenmuskulatur wieder beheben.

Gebärmutterentfernung

Insbesondere nach einer radikalen Gebärmutterentfernung (Hysterektomie), bei der auch der Gebärmutterhals mit entfernt wurde, oder wenn nach einer ausgedehnten Operation Nerven beschädigt sind, die die Funktion von Blase und Darm regeln, zeigen sich häufig Inkontinenzbeschwerden. Bleiben dagegen Gebärmutterhals und Haltebänder erhalten, treten diese Beschwerden eher selten und nur sehr gering ausgeprägt auf.

Wenn bei einer Gebärmutterentfernung der Scheidenblindsack nicht operativ im Becken aufgehängt wird, kann die Scheide nach unten fallen und so eine Senkung (Scheidenvorfall) verursachen (Debus, Gerlinde: Gebärmutterentfernung?!; 2010).

Hormonmangel im Klimakterium und Alter

Während zahlreiche Unpässlichkeiten durch den sorglosen Umgang mit uns selbst mitverschuldet sind und die wir somit auch beeinflussen und verändern können, gibt es ursächliche Störungen, die sich dem entziehen. Dazu gehört die Wirkung der Hormone, die bei Frau und Mann die körperlichen und seelischen Funktionen steuern.

Hormone sind chemische Stoffe, die von Drüsen im Kopf- und Halsbereich sowie im Brust- und Bauchraum gebildet werden und über das Blut und das Lymphsystem in jede Körperzelle gelangen.

Eine Sonderstellung nehmen die Keimdrüsen mit ihren Sexualhormonen ein. Diese Drüsen haben sowohl eine innere als auch äußere Sekretion, die mit Beginn der Pubertät bis in die Wechseljahre (Klimakterium) hinein abgesondert wird. Nach außen geben sie Spermien (beim Mann) und Eizellen (bei der Frau) ab, nach innen ins Blut weibliche (Östrogene und Gestagene) und männliche (Androgene) Hormone. Diese Hormone dienen nicht nur der Fortpflanzung, sondern sie beeinflussen unsere gesamte Körper- und Stimmungssituation und tragen damit zum Wohlbefinden oder Unwohlsein bei.

Es werden drei Arten von Geschlechtshormonen unterschieden: Östrogene (Östradiol, Östron, Östriol), Gestagene und Androgene.

Die *Östrogene* werden in den Eierstöcken gebildet und in geringerem Ausmaß auch im Fettgewebe und in der Nebennierenrinde. Ihre Aufgaben sind vielfältig:

- Sie sind zuständig für den Aufbau der Gebärmutterschleimhaut, um ein befruchtetes Ei aufnehmen zu können.
- Sie wirken mit bei der Geschlechtsreife und der Entwicklung der Brustdrüsen.
- Sie sorgen dafür, dass sich die während der Periodenblutung abgestoßene Gebärmutterschleimhaut regeneriert.
- Sie schützen Herz, Kreislauf und Gefäßsystem, beteiligen sich am Haut- und Knochenaufbau, bewirken die Feuchtigkeit der Haut und der Schleimhäute sowie die Straffheit der Muskulatur und haben einen positiven Einfluss auf den Stoffwechsel und die Anteile des HDL-Cholesterins.

Die *Gestagene* arbeiten mit den Östrogenen beim Aufbau der Gebärmutterschleimhaut zusammen und stellen deren ausreichende Durchblutung und Nährstoffversorgung sicher. Das wichtigste natürliche Gestagen ist das Progesteron, das vor allem als Schwangerschafts-Schutzhormon vorzeitige Wehen verhindert.

Die *Androgene* sind die männlichen Sexualhormone. Allerdings bilden sich bei beiden Geschlechtern sowohl weibliche wie auch männliche Sexualhormone.

Relaxin und *Prolaktin* sind neben weiteren Hormonen hauptsächlich während einer Schwangerschaft von Bedeutung.

Während die Hormonsekretion der männlichen Keimdrüsen fast unbegrenzt ist, geht die Absonderung der weiblichen Sexualhormone gegen Ende des vierten Lebensjahrzehnts drastisch zurück. Die Periodenblutungen werden unregelmäßig und hören schließlich ganz auf. Durch den allmählich beginnenden und dann fortschreitenden Östrogenmangel tritt ein hormonelles Ungleichgewicht auf. Das Klimakterium hat begonnen, und die fertile Phase der Frau ist zu Ende.

Die Wechseljahre bringen enorme körperliche und seelische Veränderungen mit sich. Für einen Großteil der Frauen ist diese Zeit ein natürlicher Vorgang. Sie stellen sich darauf ein und kommen deshalb mit den typischen Erscheinungen gut zurecht.

Hormonelle Veränderungen und ihre Folgen

Körper, Geist und Seele bilden eine Einheit und wechselwirken in einer Art Rückkopplungseffekt. Körperliche Veränderungen beeinflussen die Psyche, und seelische Beeinträchtigungen wirken sich negativ auf körperliche Funktionen aus. Deshalb trägt eine auf Positives und Erfreuliches gerichtete Gemütslage viel zum Wohlbefinden bei und lässt auch gesundheitliche Störungen leichter bewältigen.

Beginn des Klimakteriums etwa ab dem 45. Lebensjahr:

Erste Periodenstörungen treten auf, der Eisprung ist nicht mehr regelmäßig, und die Funktion der Eierstöcke lässt nach.

Die Sexualhormone (Östradiol, Progesteron) verringern sich, und eine Gelbkörperschwäche stellt sich ein. Aber die Östrogene überwiegen noch.

Der Gonadotropinspiegel steigt nur noch geringfügig, und die Möglichkeit einer Schwangerschaft nimmt ab.

Klimakterium etwa ab dem 50. Lebensjahr:

Die typischen (neurovegetativen) Beschwerden zeigen sich, und die letzte Regelblutung (Menopause) setzt ein.

Allmählich reduziert sich das Östrogen, und da kein Eisprung mehr erfolgt, wird auch kein Gelbkörperhormon produziert.

Gleichzeitig kommt es zu einer Überproduktion der Gonadotropine (hauptsächlich FSH = Follikel stimulierendes Hormon)

Postmenopause etwa ab dem 60. Lebensjahr:

Der Östrogenspiegel ist sehr niedrig, aber noch vorhanden, und die Gonadotropinbildung normalisiert sich.

Die Zellregeneration nimmt merklich ab, es kommt zunehmend zum Feuchtigkeitsverlust der Haut und Schleimhaut, die Gefäße verlieren ihre Elastizität, und der Organ- und Gewebeschutz ist reduziert.

In den Wechseljahren wird das Zusammenspiel von Körper und Psyche durch hormonelle Veränderungen beeinflusst. Die Produktion der Sexualhormone ist abhängig von den Hormonen der Hypophyse (Hirnanhangsdrüse), die wiederum Impulse vom Hypothalamus (Zwischenhirn) bekommt. In dieser Zentrale liegt ein Teil unseres vegetativen Nervensystems, das über unsere Gefühle und positiven oder negativen Gedanken die Hormonbildung in der Hypophyse steuert und dadurch die übrigen Hormondrüsen und Organe beeinflusst. So lässt sich erklären, dass unsere seelische Verfassung immer über unser Wohlbefinden oder Unwohlsein mitentscheidet. Eine positive Grundstimmung wirkt in jedem Fall begünstigend!

Mit dem Rückgang der Östrogenbildung in den Eierstöcken und der nun herabgesetzten Bremswirkung auf die Hypophyse kommt es dort zu einer Überproduktion der Gonadotropine (hauptsächlich FSH). Diese hormonelle Veränderung ist zusammen mit jetzt vermehrt abgesonderten Hormonen, die die Schilddrüse und die Nebennierenrinde stimulieren und diese Organe dadurch stark beeinflussen, verantwortlich für die von vielen Frauen empfundenen Beschwerden. Sie äußern sich in vegetativen und psychischen Symptomen wie Hitzewallungen, Schweißausbrüchen, Schlaflosigkeit, Nervosität, Kreislaufinstabilität, depressiven Verstimmungen, Antriebsarmut, Konzentrations- und Erinnerungsschwäche. Aber auch Gelenkbeschwerden, Muskelschmerzen, eingeschränkte Beweglichkeit und andere Missempfindungen treten auf. Die nachfolgenden Empfehlungen können helfen, klimakterische Beschwerden zu mildern.

Die körperlichen Veränderungen vollziehen sich allmählich. Neben vermehrter Hauttrockenheit und Faltenbildung, Haarausfall (Kopf-, Achsel-, Schamhaar) und stärkerer Behaarung, beispielsweise im Gesicht (Bartwuchs), sind auch Muskeln und Gewebe des Beckenbodens betroffen und verursachen empfindsame Störungen.

Im fortgeschrittenen Alter, wenn die Stimulation der Eierstöcke weiter abnimmt, pendelt sich zwar wieder eine stabilere Gemütsverfassung ein, aber durch den nur noch minimalen Östrogenspiegel werden die Östrogenmangelzustände deutlicher. So führt die eingeschränkte Zellregeneration des Blasen- und Harnröhrenepithels zum unwillkürlichen Urinverlust bei Belastungen, und ein Austrocknen des Gewebes im Genitalbereich erschwert den Intimkontakt. Das lascher gewordene Muskelgewebe des Beckenbodens kann seiner tragenden und stützenden Funktion nicht mehr ausreichend nachkommen. Die Folgen sind Blasenschwäche und Harninkontinenz, Senkung der Unterleibsorgane und häufig auch Schmerzen beim Geschlechtsverkehr.

Hormontherapie bei Wechseljahresbeschwerden

Ärztlicherseits wird die Wirksamkeit substituierter Sexualhormone als „Pille", Zäpfchen oder Pflaster gegen Wechseljahresbeschwerden immer wieder betont. Zahlreiche Langzeitstudien verweisen mittlerweile aber auf die alarmierenden Ergebnisse hinsichtlich des Risikos, an Brustkrebs, Eierstockkrebs und Bluthochdruck zu erkranken.

In der von der Deutschen Krebshilfe geförderten MARIE-Studie wurde festgestellt, dass 19,4 Prozent der invasiven Brustkrebserkrankungen auf die Einnahme von Hormonen gegen Wechseljahresbeschwerden zurückzuführen sind. Das bedeutet, dass in Deutschland jährlich ca. 10.000 Frauen nur aufgrund der Hormoneinnahme an Brustkrebs erkranken (Ärzteblatt 4, 28.01.2011). Eine ausgewertete Nachbeobachtung der WHI (Women`s-Health-Intitiative) ergab darüber hinaus, dass die Einnahme einer Östrogen-Gestagen-Kombination nicht nur das Brustkrebsrisiko an sich erhöht, sondern auch das Fortschreiten der Krebserkrankung forciert und so die Todesrate bei Brustkrebs erhöht.

In den seit 2009 bestehenden S-3-Leitlinien im Umgang mit der Hormontherapie wird ausdrücklich empfohlen, Hormone nur bei starken Hitzewallungen so kurz und niedrig dosiert wie nötig bei gleichzeitiger „Risikokommunikation" mit der Patientin zu verordnen. Und selbst bei sogenannten natürlichen Hormonen sollten Risiko und Nutzen sehr genau abgewogen werden.

Viele Beschwerden lassen sich aber auch ohne Hormonpräparate lindern oder beseitigen. So gibt es bei Trockenheit der Scheide und Schmerzen beim Intimkontakt mittlerweile hormonfreie Feuchtigkeitssalben. Mit pflanzlichen oder homöopathischen Mitteln und physikalisch-balneologischen Methoden kann ebenfalls eine hormonähnliche Wirkung mit leicht muskelkräftigendem Ergebnis erzielt werden. Und über unsere Ernährung lassen sich in vielfältiger Weise klimakterische Beschwerden positiv beeinflussen.

Selbsthilfe bei klimakterischen Beschwerden

- Bei Hitzewallungen und Schweißausbrüchen wirkt ein häufiges Abspülen der Unterarme mit lauwarmem bis kaltem Wasser abkühlend und erfrischend.
- Kleidung und Unterwäsche aus synthetischen Fasern erzeugen einen zusätzlichen Hitzestau. Besser sind Naturstoffe (Baumwolle, Seide oder Wolle).
- Trockene Bürstenmassagen und Wechselduschen beleben den Kreislauf.
- Bei Nervosität und Schlafstörungen wirken Baldrian- und Hopfenpräparate ausgleichend und beruhigend, ebenso Bäder mit Melissezusätzen (tassenfertige Heilpflanzentees, Aufgussbeutel und Badezusätze gibt es in Apotheken und Drogerien).
- Homöopathische Mittel, Akupressur und Akupunktur können vielfältige Beschwerden und Schmerzustände lindern helfen.
- Regelmäßige Bewegung, Gymnastik, Spazierengehen, Radfahren, Schwimmen wirken wohltuend auf Körper und Seele.
- Regelmäßige Beckenbodengymnastik beugt einer Blasenschwäche vor.
- Entspannungsübungen wie autogenes Training, progressive Muskelrelaxation und Yoga oder Meditation fördern eine posi-

tive, lebensbejahende Grundeinstellung, wirken entspannend und beruhigend bei Stressattacken und können den Weg für eine immer wieder verschobene Entscheidung ebnen.

Gegenanzeige: Badeanwendungen sollten bei Herz- und Kreislauferkrankungen, zu hohem Blutdruck, Schwindel, fieberhaften Infekten, Verletzungen großer Hautbezirke und unklaren Hauterkrankungen unterbleiben oder nur nach Rücksprache mit dem Arzt eingesetzt werden.

TEIL ZWEI
FOLGEN EINER BECKENBODENSCHWÄCHE

Die Hauptformen weiblicher Harninkontinenz und ihre Diagnose

Erschreckend und peinlich zugleich ist für Betroffene eine beginnende Blasenschwäche mit Harnabgang. Dabei kommt es zu einem unkontrollierten, kaum vermeidbaren, häufig unbemerkten Urinverlust, der sowohl Frauen als auch Männer gleichermaßen betreffen kann.

Harndrang und Urinverlust treten häufig erstmals in der Schwangerschaft und nach einer Geburt auf. Unter zeitweisen Inkontinenzerscheinungen können aber bereits Jugendliche leiden. Ein deutlicher Anstieg dieser Funktionsstörung tritt in den Wechseljahren sowie im Alter auf, wobei Männer (ca. ab 60 Jahren) nur mit etwa 18 Prozent betroffen sind.

Ein unwillkürlicher Urinabgang wird von den Betroffenen meistens verheimlicht. Die Angst, dass diese Funktionsschwäche und eine damit verbundene eventuelle Geruchsbelästigung auch Außenstehenden unangenehm auffallen kann, zwingt häufig dazu, gesellschaftliche und sogar familiäre Kontakte zu reduzieren oder ganz abzubrechen und sich in ein gesellschaftlich isoliertes Leben zurückzuziehen.

Aber: Eine Harninkontinenz ist auch im Alter kein schicksalhaftes Ereignis, mit dem man sich einfach abfinden muss!

Belastungsinkontinenz und Dranginkontinenz sind dabei die Hauptformen weiblicher Blasenschwäche. Wenn Belastungs- und Dranginkontinenz kombiniert vorliegen, spricht man von einer Mischinkontinenz.

- Belastungsinkontinenz: unwillkürlicher Urinverlust bei Husten, Niesen, Lachen, Sport, schwerem Heben, beim Aufstehen nach Liegen oder Sitzen
- Dranginkontinenz: intensiver, ununterdrückbarer Harndrang (Reizblase) und unwillentlicher Urinverlust
- Mischinkontinenz: Kombination von Belastungs- und Dranginkontinenz

Die Funktion der Harnorgane kann durch verschiedene Situationen oder Erkrankungen gestört sein, wie Fehlbildungen und Verengungen der Harnwege, Diabetes mit Nervenläsionen, Blasenentzündung. Aber auch Medikamente können Blasenfunktionsstörungen hervorrufen.

Zu den Harnorganen zählen die beiden Nieren, die beiden Harnleiter, Harnblase und Harnröhre. Die Nieren sind mitverantwortlich für den Flüssigkeitspegel des Körpers, scheiden Stoffwechselabfallprodukte aus und produzieren ca. 1,5 Liter Urin pro Tag, der durch die Harnleiter zur Blase fließt und über die Harnröhre nach draußen befördert wird. In der Harnblase wird der Urin gespeichert, bis sich ab einer bestimmten Volumenmenge der Drang zum Wasserlassen einstellt. Bei einem funktionierenden Blasenschließmuskel kann der Urin normalerweise so lange zurückgehalten werden, bis sich eine entsprechende Möglichkeit findet, die Blase zu entleeren.

Da verschiedene Erkrankungen die Ursache für eine Inkontinenz sein können, sollten alle Anzeichen einer Blasenschwäche von einem Facharzt abgeklärt werden. Ebenso muss vor Beginn einer jeden Therapie geklärt sein, ob eine Belastungs- oder Dranginkontinenz vorliegt. Die sichere Unterscheidung ist von großer Bedeutung, da beide Formen unterschiedlich behandelt werden müssen.

Im Rahmen der Anamnese werden dazu die Blasenbeschwerden vor der ersten Untersuchung mittels eines Fragebogens detailliert erfragt oder anhand eines über mehrere Tage zu führenden Miktionstagebuches ermittelt. Lassen sich die Blasenbeschwerden damit nicht eindeutig einer Inkontinenzform zuordnen, wird zur weiteren Klärung eine urogynäkologische Untersuchung durchgeführt. Dieses Diagnoseverfahren verläuft wie eine ganz normale gynäkologische Untersuchung und ist lediglich um einige spezielle Tests zur Genitalsenkung und Inkontinenz ergänzt.

Ist danach immer noch nicht geklärt, welche Inkontinenzform vorliegt, wird die urodynamische Untersuchung eingesetzt, um den Druck in Harnröhre und Blase zu messen. Dabei wird die Harnblase über einen Katheder mit Flüssigkeit gefüllt. Ein zweiter Katheder, eingeführt über den Enddarm, misst den Blasendruck während des Füllens und Entleerens beim Husten, Pressen und im Ruhezustand.

Ein Muss vor jeder Untersuchung: Es sollte immer ein Urintest gemacht werden, um eine mögliche Blasenentzündung auszuschließen.

Ganzheitlicher Therapieansatz, Selbstanwendungen und Hilfsmittel

Die konservative Therapie bei Senkungs- und Inkontinenzbeschwerden beruht auf einem ganzheitlichen Ansatz: Durch die Stärkung der Beckenbodenmuskulatur werden der Beckenboden und das, was ihn belastet, bewusster wahrgenommen. Haltung und Bewegung verbessern sich, schweres Heben kann leichter vermieden werden, und speziell entlastende Bewegungsabläufe bei senkungsfördernden Tätigkeiten lassen sich gezielter üben und verinnerlichen. Dies trägt nicht nur dazu bei, Senkungs- und Inkontinenzbeschwerden zu mildern bzw. zu beseitigen, sondern auch fortschreitenden Senkungszuständen aufgrund von Alterungsprozessen des Bindegewebes vorzubeugen.

Bei Belastungsinkontinenz als Folge einer erschlafften Beckenbodenmuskulatur sind physikalische Behandlungen (ggf. in Kombination mit einer Elektrostimulation und Biofeedback) und ein aktives Beckenbodentraining sehr erfolgreich. Auch bei einer Schließmuskelschwäche der Blase und Harnröhre kann mit diesem Training eine merkliche Besserung der Beschwerden bis hin zur Beschwerdefreiheit erreicht werden.

Bei Dranginkontinenz infolge einer Überaktivität im Blasenmuskel haben pflanzliche Stoffe, wie Kürbiskerne, Johanniskraut- und Hopfenpräparate, eine beruhigende, positive Wirkung. Auch Goldrute, Gewürzsumach und Ackerquecke wirken ähnlich wie die oft vom Arzt verschriebenen Anticholinergika, nur schwächer. Da die verschreibungspflichtigen Anticholinergika, die es auch als Pflaster gibt, oft starke Nebenwirkungen zeigen, sollte die medikamentöse Therapie immer nur Teil einer umfassenden Behandlung sein.

Beruht die Dranginkontinenz auf einer Harnwegsinfektion, wird gegebenenfalls eine ärztliche Behandlung mit Antibiotika erforderlich. Blasenentzündungen mit vermehrtem Harndrang und Schmerzen beim Wasserlassen sind schnellstmöglich ärztlich zu behandeln, um Folgeschäden (Nierenentzündung, Harninkontinenz) zu verhindern. Zusätzlich ist auf ausreichende Flüssigkeitszufuhr (etwa 2 Liter pro Tag) zu achten!

Reizblase

Bei einer leichten Reizblase können zunächst Blasen- und Nierentees und Mineralwasser zur Blasendurchspülung angewendet werden. Tritt jedoch nach ca. drei Tagen keine Besserung ein oder kommt es zu Schmerzen und Fieber, muss der Arzt aufgesucht werden.

Zur Selbstmedikation bieten sich vorrangig Tees aus *Heilkräutern* an, die sowohl harntreibend, krampflösend, leicht desinfizierend und entzündungshemmend wirken als auch zur vermehrten Durchspülung der Nieren und Harnwege geeignet sind. Außerdem sind sie eine gute Möglichkeit, die Aufnahme der täglich empfohlenen Flüssigkeitsmenge von etwa zwei Litern zu gewährleisten.

Die tassenfertigen Blasentees aus Apotheke oder Drogerie enthalten u. a. Goldrutenkraut, Birkenblätter, Bärentraubenblätter, Süßholzwurzel, Schachtelhalmkraut, Hauhechelwurzel, Orthosiphonblätter in verschiedenen Kombinationen und sollen, wenn vom Arzt nicht anders verordnet, nach der angegebenen Empfehlung angewendet werden.

Wärmeanwendungen

Neben den Kräutertees sind Wärmeanwendungen eine gute Möglichkeit zur Selbsthilfe. Sitz- oder Halbbäder, ansteigende Fußbäder oder Heublumensackauflagen auf Blase und Kreuzbein sind wohltuend und entspannend. Bei Herz-Kreislauf-Erkrankungen, Nierenfunktionsstörungen und malignen (bösartigen) Tumoren sollten Wärmeanwendungen aber unterbleiben.

Insbesondere bei Inkontinenzerscheinungen in den Wechseljahren und im Alter sind balneologische Methoden empfehlenswert.

Zur Balneotherapie gehören Badekuren oder Vaginalspülungen, um die Durchblutung der Beckenbodenmuskeln anzuregen.

Die *Halbbäder*, denen man Heilkräuter zufügen kann, haben eine Temperatur von ungefähr 38 Grad Celsius und sollten etwa

15 Minuten dauern. Anschließend sollte man warm eingewickelt ausruhen. Bei einer bestehenden Venenerkrankung werden die Beine gut eingepackt und auf einem Schemel hoch gelagert, um eine Verkühlung zu vermeiden.

Ansteigende Fußbäder beginnt man mit etwa 35 Grad Celsius, gibt dann langsam heißes Wasser bis zu einer Temperatur von ca. 39/40 Grad Celsius zu. Nach zehn bis 15 Minuten Füße abtrocknen und warme Socken anziehen.

Einfach ist die Anwendung eines *Heublumensackes*: Das Säckchen (bzw. zwei Säckchen) wird in einem Topf (am besten mit Siebeinsatz) über Wasserdampf erhitzt, dann ausgedrückt und so warm wie möglich auf Kreuzbein und Unterleib (Blasenbereich) gelegt und mit Decken oder Tüchern abgedeckt, um eine rasche Abkühlung zu verhindern. Wenn die Wärme deutlich nachlässt, wird die Auflage entfernt und eine längere Ruhepause angeschlossen.

Moorbäder, die aufgrund ihrer Inhaltsstoffe die Badetemperatur lange halten, werden vor allem nach Verletzungen am Bewegungsapparat, bei funktionellen Durchblutungsstörungen und Muskelverspannungen, aber auch bei chronischen Entzündungen des Urogenitaltraktes und bei funktionellen Störungen im gynäkologischen Bereich verordnet und in entsprechenden Kurkliniken angeboten. Sie sind nicht zur Selbstanwendung geeignet, müssen ärztlich verordnet und als Kur beantragt werden. Neben ihrer wärme- und durchblutungsfördernden Wirkung (bei ca. 40 °C) sagt man ihnen wegen der im Moor vorhandenen Huminsäuren hormonähnliche Wirkungen nach, die sich positiv bei weiblichen Unterleibsstörungen auswirken können

Kalte Anwendungen als Kneippsche Güsse, wie z. B. Kniegüsse, wirken zwar durch die starke Gegenreaktion erwärmend, kreislaufanregend und gut durchblutend auf die Organe des kleinen Beckens sowie auf die Geschlechtsorgane, dienen aber zunächst hauptsächlich zur Abhärtung. Da nach der Kneipp-Regel niemals eine kalte

Anwendung auf einen fröstelnden Körper oder auf ein kaltes Körperteil verabreicht werden darf, ist diese Methode für die angeführten Beckenbodenstörungen eher ungeeignet.

Haut- und Körperpflege

Eine sorgfältige Körperhygiene und Hautpflege ist bei Harninkontinenz besonders wichtig, da die Haut durch Feuchtigkeit, Urin, Einlagen und oftmaliges Waschen stark gereizt wird und es zu Hautabschürfungen und Entzündungen kommen kann.

Hier einige Tipps:

- Betroffene Hautbezirke sollte man mehrmals täglich mit reinem Wasser und einer ph-neutralen Lotion (keine Seife) waschen, gut mit Wasser abspülen und sanft abtrocknen oder mit Hautöl und anschließend mit Wasser reinigen.
- Zur Hautpflege sind Wasser-in-Öl-Emulsionen gut geeignet, da der Fettschutzmantel der Haut erhalten bleibt bzw. erneuert wird. Auf keinen Fall sollte man alkoholische Lotionen verwenden.
- Bei Hautreizungen helfen fettende Heilsalben.
- Inkontinenzvorlagen verwenden, die körpergerecht und absorbierend sind und damit Nässe und Geruch verhindern. Je nach Inkontinenzstärke sind die Vorlagen öfters zu wechseln.
- Bei Entzündungen und Ekzemen sollte der behandelnde Arzt aufgesucht werden.

Stimulierende Übungen für zwischendurch (S-Übungen)

Bereits ein einfaches, leichtes Anspannen der Beckenbodenmuskulatur wirkt stimulierend und ist eine effektive Selbsthilfemöglichkeit, die überall und zu jeder Zeit praktiziert werden kann, ohne dass Umstehende etwas bemerken:

S-Übung 1

Spannen Sie kurz die Beckenbodenmuskeln (BBM) an, wie wenn Sie Urin und Stuhl zurückhalten. Ein kurzes Antippen der Muskeln, loslassen, entspannen. Diese Übung wiederholen Sie etwa 10-mal hintereinander.

Dieses kurze Antippen ist ein wertvolles Training, das sowohl liegend, sitzend (Büro, Auto, S-Bahn) oder stehend (beim Warten auf den Bus) ganz unkompliziert in den Tagesablauf integriert werden kann und ergänzend zu den anderen Übungen so häufig wie möglich über den Tag verteilt ausgeführt werden sollte.

Beginnen Sie morgens vor dem Aufstehen im Bett oder, wenn die Zeit dazu nicht reicht, abends vor dem Einschlafen. Damit die Übungen im Alltag nicht untergehen, deponieren Sie kleine lustige Haftnotizen, z.B. mit dem als Aufkleber beiliegenden „Schwunzi" (kleiner innerer Schweinehund) überall da, wo Sie daran erinnert werden möchten.

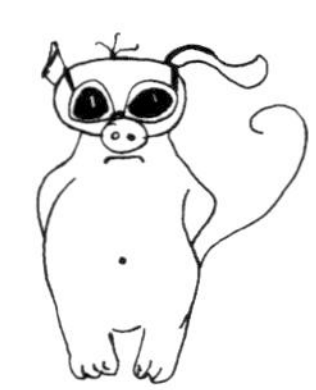

S-Übung 2

Auf dem Rücken liegend, Beine gestreckt oder mit angewinkelten Knien aufgestellt. BBM anspannen, innen hochziehen, maximale Spannung 5 Sekunden halten. BBM entspannen (10 Sekunden). Übung etwa 5-mal wiederholen, dann pausieren.

S-Übung 3a

Sitzend, Oberkörper ein wenig nach vorn beugen, bis ein leichter Druck auf Harnröhre und Scheide spürbar ist.
BBM anspannen, innen hochziehen, maximale Spannung 5 Sekunden halten.
BBM entspannen (10 Sekunden).
Übung etwa 5-mal wiederholen, dann pausieren.

S-Übung 3b

Auf hartem Stuhl oder Schemel sitzend,
Oberkörper leicht zusammengesunken, den Schwerpunkt ein wenig nach hinten verlagern, bis ein leichter Druck auf die Afterregion spürbar wird.
BBM anspannen, innen hochziehen, maximale Spannung 5 Sekunden halten.
BBM entspannen (10 Sekunden).
Übung etwa 5-mal wiederholen, dann pausieren.

S-Übung 4

Bequemen, sicheren Stand einnehmen,
BBM mit ganzer Kraft anspannen, innen hochziehen und 5 Sekunden halten.
Gleichmäßig atmen und dabei Spannung nachspüren.
BBM entspannen (10 Sekunden).
Übung etwa 5-mal wiederholen, dann pausieren.

Nach einigem Trainieren versuchen Sie, die Anspannungsdauer allmählich zu steigern. Dabei sollten Sie aber immer die doppelte Entspannungszeit einhalten, damit die Muskeln sich erholen können.

Da das aktive, bewusste Anspannen, das innere Hochziehen, Halten und wieder Loslassen der Beckenbodenmuskeln den unwillkürlichen Muskelkontraktionen beim Sex ähnelt, können sich auch ähnliche Lustgefühle einstellen.

Diese einfach anzuwenden Übungen, mit denen Sie sich Ihrer Beckenbodenmuskeln bewusster werden, sind ein guter Einstieg in ein zielgerichtetes Trainingsprogramm.

Blasen- und Toilettentraining

Obwohl der unkontrollierte Urinverlust immer peinlich ist, reagieren Betroffene sehr unterschiedlich darauf. Während junge Frauen schon bei geringen Mengen bestürzt sein können, nehmen ältere dies mehr schicksalhaft hin. Doch in beiden Fällen ist es wichtig, mit dem behandelnden Arzt (Gynäkologen, Urologen) zu sprechen, denn eine genaue Abklärung der Ursache erleichtert die Behandlung und Heilung.

Um auf den unterschiedlichen Leidensdruck der Einzelnen besser eingehen zu können und die Behandlungsart und den Verlauf festzulegen, wird meist ein schriftliches Tagesprotokoll (Miktionstagebuch) angelegt. Darin werden Trinkmenge, Harndrang und Urinverlust zu bestimmten Uhrzeiten vermerkt. Wenn ersichtlich ist, dass keine funktionelle Störung und keine Infektion vorliegt, kann mit einem Toiletten- und Blasentraining begonnen werden.

Beim *Toilettentraining* geht man auch ohne Harndrang stets zu festgelegten Tageszeiten zur Toilette, beispielsweise morgens nach dem Aufstehen, nach dem Frühstück, im Laufe des Vormittags usw. oder immer eine halbe Stunde nach dem Trinken. Dabei konzentriert man sich auf das Wasserlassen, nimmt sich Zeit, bleibt ruhig sitzen und wartet, bis die Blase wirklich geleert ist.

Bei stärkeren Störungen ist ein *Blasentraining* sinnvoll. Dabei sucht man bei Harndrang nicht sofort die Toilette auf, sondern wartet trotz abgehenden Urins einige Minuten. Der Erfolgt zeigt sich daran, dass die Häufigkeit der Toilettengänge allmählich abnimmt und die Blase nicht mehr ständig entleert werden muss. Als Ziel wird ein Zeitintervall von etwa drei Stunden angepeilt. Das erfordert Disziplin und Durchhaltevermögen.

Wenn übrigens einmal der Harndrang sehr groß, aber keine Toilette in der Nähe ist, hilft es, sich aus dem Stand hinunterzubeugen und mit den Händen fast den Boden zu berühren (als ob man die Schnürsenkel der Schuhe fester binden will). Kopf und Oberkörper liegen dabei tiefer als das Becken. Da in dieser Stellung durch Umkehr der Druckverhältnisse Beckenboden und Blase entlastet werden, vermindert sich auch der Harndrang.

Inkontinenz-Hilfen

Mittlerweile gibt es vielfältige Inkontinenz-Hilfen und Hilfsmittel, die zum Teil in Apotheken und Sanitätshäusern oder auch in Supermärkten angeboten werden. Einige dieser Inkontinenz-Hilfen kann der Arzt verschreiben.

Produkte mit Auslaufschutz

Erhältlich sind unterschiedlich starke Ein- und Vorlagen mit Auslaufschutz für leichte bis schwerste Blasenschwäche, Sicherheits-Wäsche für Damen oder Herren mit speziellen Einlagen oder Einmalslips mit absorbierenden Einlagen, die die Flüssigkeit binden. In Supermärkten finden sich Inkontinenz-Slips mit hautfreundlicher und waschbarer Saugeinlage. Alle wirken geruchshemmend und verhindern Hautentzündungen. Besondere Betteinlagen sorgen nachts zusätzlich für ein Trockenbleiben des Betts und der Wäsche.

Pessare und Tampons

Diese Hilfsmittel, die in die Scheide eingelegt werden und die vordere Scheidenwand und/oder Gebärmutter stützen, sorgen für einen besseren Verschluss der Harnröhre. Dazu müssen aber die Beckenbodenmuskeln noch ausreichend nach unten gegenhalten können. Einige Hilfsmittel eignen sich auch bei Belastungsinkontinenz, die nur in bestimmten Lebenssituationen auftritt.

Es gibt verschiedene Formen und Größen, die entweder nur bei körperlicher Belastung benutzt oder bei bestimmten Senkungsformen ganztags getragen werden. Das Entleeren der Blase wird dadurch nicht beeinträchtigt.

Am gebräuchlichsten sind Ring-, Sieb-, Schalen- und Würfelpessare. Größe und Art werden vom Gynäkologen je nach Scheidenweite bestimmt, um das Verrutschen und Herausfallen zu vermeiden. Der Arzt übernimmt das erste Einlegen, das Sie bei einigen Pessaren später auch selbst vornehmen können. Um das Einsetzen eines Pessars zu erleichtern bzw. eine trockene Scheide geschmeidiger zu machen, sind verschiedene, auch hormonfreie Feuchtcremes erhältlich.

Bei einer Belastungsinkontinenz können die Hilfsmittel bei bevorstehenden Belastungen, wie sportlichen Aktivitäten etc., gezielt eingesetzt werden. Hier eignet sich entweder ein Tampon aus Kunststoff (Inkontinenz-Vaginal-Tampon), der, vor dem Einsetzen kurz in Wasser eingetaucht, weich wird und durch mechanisches Anheben der vorderen Scheidenwand die Harnröhre verschließt, oder ein Silikonring (Ringpessar), dessen Pelotte den Blasenhals stützt.

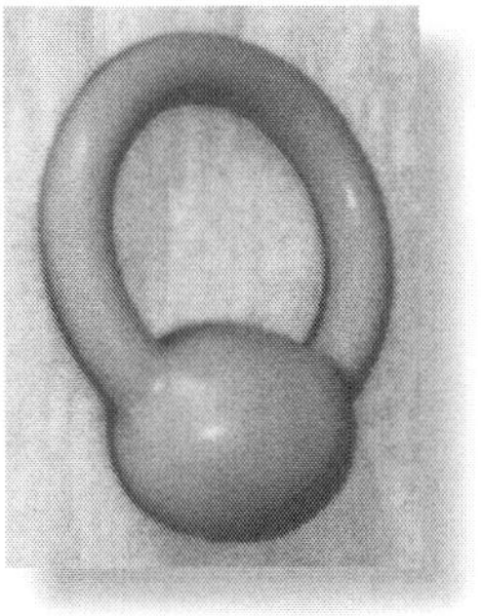

Mit Ringpessaren können die seitlichen Scheidenwände gestützt und angehoben werden. Sie reichen aber selten bei einer vorliegenden Senkung der vorderen Scheidenwand aus. Nach Gebrauch ist das Ringpessar zu reinigen.

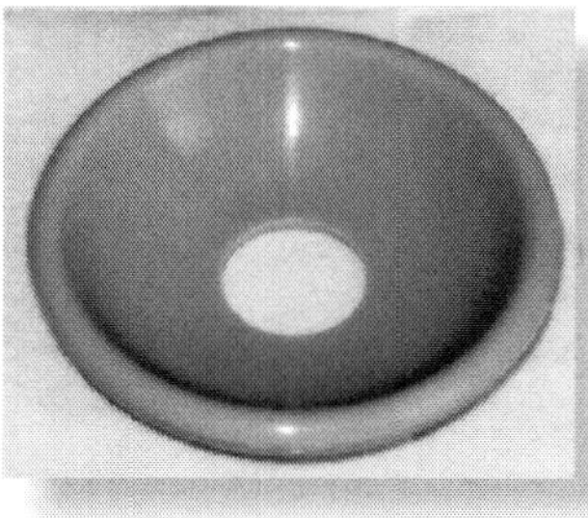

Sieb- und Schalenpessare werden hauptsächlich bei einem Vorfall der vorderen Scheidenwand mit der dahinterliegenden Blase sowie beim Vorfall der Gebärmutter verwendet.

Ringpessare müssen alle sechs bis acht Wochen vom Arzt gewechselt werden. Bei Schalenpessaren genügt es meist, sie alle drei bis vier Monate zu wechseln.

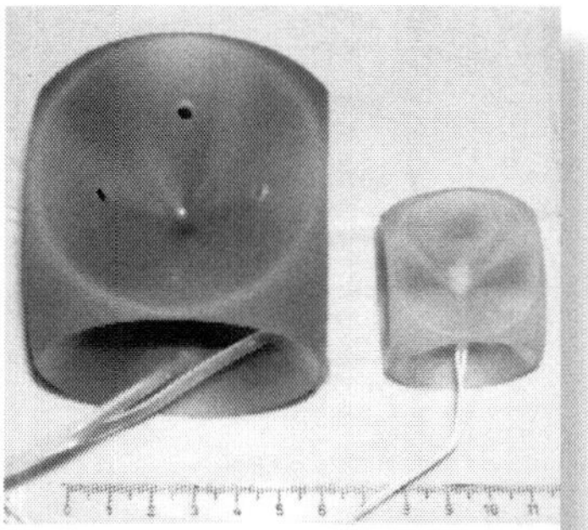

Ein Würfelpessar wird bei einer Senkung der vorderen Scheidenwand und der Gebärmutter verordnet, wenn die Beckenbodenmuskeln weniger kräftig sind und den Scheideneingang nicht mehr fest verschließen. Er saugt sich an der Scheidenwand fest. Da durch den Würfel der Blasenhals angehoben wird, was den Urinverlust beim Husten, Niesen oder Lachen verhindert, kann der Würfelpessar auch bei einer Belastungsinkontinenz verschrieben werden. Würfelpessare sind zum Selbstwechseln vorgesehen. Sie werden morgens eingesetzt und abends wieder entfernt. So kann sich die Scheidenschleimhaut bis zum nächsten Morgen wieder erholen. Aus den Erfahrungen der von mir befragten Anwenderinnen ist bei dieser Pessarform allerdings das Risiko von Blutungen und Entzündungen relativ hoch.

Grundsätzlich ungeeignet sind Pessare bei einer Senkung der hinteren Scheidenwand, da hier meistens die Beckenbodenmuskulatur nicht mehr eng genug beieinander liegt, um den Pessar zu halten, der deswegen nach unten hinausgedrückt wird.

Regulatoren sind Kunststoffstöpsel, die in die weibliche Harnröhre eingeführt werden und diese verschließen, sodass nicht unkontrolliert Harn abgehen kann. Beim Urinieren können aber die Regulatoren herausgespült werden bzw. sie müssen vorher entfernt werden. Einige Produkte dürfen wegen der ansteigenden Blasenfüllung höchstens sechs Stunden getragen werden. Nachts sollte in jedem Fall auf eine Anwendung verzichtet werden.

Schaumstoffartige *Anal-Tampons,* die bei Stuhlinkontinenz in den After eingeführt werden, können festen Stuhl einige Stunden zurückhalten, sollten aber spätestens nach zwölf Stunden gewechselt werden. Die schmalen Tampons können mühelos wie ein Zäpfchen eingeführt werden und dehnen sich erst im Darm durch die körpereigene Feuchtigkeit und Wärme aus.

Elektrostimulation und Biofeedback

Die Elektrostimulation ist eine Reizstrombehandlung. Sie bewirkt eine Kontraktion der Beckenbodenmuskeln und ermöglicht den

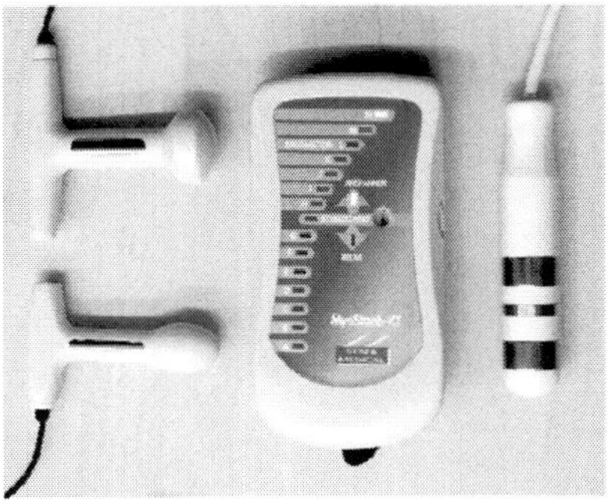

meisten Betroffenen erstmals ein Erspüren der vorhandenen Muskelschichten, die dann durch aktives Training weiter aufgebaut werden können. Denn viele Frauen können zwar alle möglichen Umgebungsmuskeln spüren, nicht aber ihre Beckenbodenmuskeln fühlen.

Die zur Elektrostimulation benötigten Elektroden werden in Form eines tamponartigen Stöpsels in die Scheide eingelegt. Durch die abgegebenen kleinen Stromstöße ziehen sich die Muskelgruppen im Beckenboden zusammen. Mit dieser in ärztlichen Praxen ausgeführten passiven Behandlung lassen sich etwa drei Viertel der Symptome einer Belastungsinkontinenz bessern. Selbst bei Dranginkontinenz lässt sich durch niedrige Stromfrequenzen die Hyperaktivität in der Blasenwandmuskulatur reduzieren. Nach Beendigung der Übungsphase muss aber ein eigenständiges regelmäßiges Trainieren der Muskulatur fortgesetzt werden, damit der Effekt erhalten bleibt.

Für Frauen mit Beckenbodenschwäche, die ihre Beckenbodenmuskeln zwar anspannen können, deren Muskeln aber zu schwach sind, ist das Biofeedback-Verfahren eine gute Hilfe. Dieses Verfahren funktioniert genauso wie die Elektrostimulation, wobei zusätzlich die Kraft der Muskelanspannung gemessen und durch optische oder akustische Signale angezeigt wird. Bei steigendem Trainingserfolg erhöht sich auch der angezeigte Wert. In der Praxis hat sich gezeigt, dass diese Erfolgskontrolle anspornt und dadurch ausdauernder geübt wird, zumal es längere Zeit dauert, bis eine Besserung der Beschwerden spürbar ist.

Aber auch hier gilt: Nach Beendigung der Übungsphase muss ein eigenständiges regelmäßiges Trainieren der Muskulatur fortgesetzt werden. Dabei kann es durchaus hilfreich sein, das Biofeedback-Gerät von Zeit zu Zeit erneut einzusetzen, um sicherzustellen, dass der Trainingseffekt nicht nachlässt.

Vaginalkonen-Training

Wenn die Beckenbodenmuskulatur selbsttätig angespannt und wahrgenommen werden kann, ist das Üben mit Vaginalkonen, die den Blasenschließmuskel stärken, sehr effektiv. Die kegelförmigen Konen mit kleinen Gewichten kann man selbst in die Scheide einführen, wo sie ein automatisches Anspannen der Muskulatur bewirken, um ein Herausfallen zu vermeiden. Durch diese Muskelbewegung wird bei regelmäßiger Anwendung (zweimal täglich) der Blasenverschlussmechanismus, aber auch der Beckenboden gestärkt.

Nachdem Sie das passende Anfangsgewicht herausgefunden haben, versuchen Sie die Haltedauer allmählich zu steigern. Empfohlen werden bis zu maximal 15 Minuten zweimal täglich. Ist dieses Trainingsziel erreicht, kann dann das Gewicht des Konus erhöht werden.

Vor der ersten Anwendung und nach jedem Gebrauch sollten Sie die Gewichte und Konen in warmem Seifenwasser waschen, gut abspülen, sorgfältig trocknen und in der mitgelieferten Plastikdose bis zur nächsten Anwendung aufbewahren.

***Anwendungsbeschränkung*:**
Verwenden Sie die Vaginalkonen nicht
- bei einer Vaginalinfektion
- während der Menstruation
- direkt nach dem Geschlechtsverkehr
- während der Schwangerschaft
- bei starkem Gebärmuttervorfall

Luftgefüllte Ballons
Auch luftgefüllte Ballons, die in die Scheide eingeführt werden und mit einem Druckmesssystem verbunden sind, wie beispielsweise das Epi-No-Gerät, eignen sich zum Selbsttrainieren. Bestehend aus einem aufblasbaren Ballon, einer Handpumpe mit Druckanzeige, einer Ablassschraube zur Druckverminderung und einem Zuführschlauch, wird eine individuelle Anpassung möglich. Da die Muskelkontraktionen gegen einen einstellbaren Widerstand arbeiten müssen und dabei der Druckanstieg ablesbar ist, kann eine Biofeedback-Kontrolle erfolgen.

Darüber hinaus werden noch zahlreiche andere Hilfsmethoden und -geräte zur Behandlung von Beckenbodenschwäche und Beckenbodensenkung angeboten, deren Nutzen für die Betroffenen nicht immer feststellbar ist. Die Deutsche Kontinenz Gesellschaft bietet dazu umfassendere Informationen. Als Grundsatz gilt: Wie immer die Versprechungen der Hersteller lauten – mehr Beckenbodenmuskulatur ohne eigene Anstrengung ist derzeit noch bloßes Wunschdenken.

Ambulante Kuren

Einige Kurkliniken bieten ambulante Kompaktkuren mit dem Schwerpunkt Blasenschwäche an. Die Behandlung ist im Sinn einer Rehabilitation ganzheitlich angelegt, um der Harninkontinenz als körperlichem, hygienischem, psychischem und sozialem Problem gerecht zu werden. Die psychologisch und ärztlich betreuten Angebote reichen von Kursen in Beckenbodengymnastik, Krankengymnastik, Blasen- und Toilettentraining über Elektrotherapie, physikalische Therapie mit Massagen, Badekuren bis hin zur Atemtherapie, zu autogenem Training und anderen Entspannungsmethoden. Dabei werden neben den Ursachen einer Blasenschwäche auch Gesundheitsbildung und allgemeine Lebensführung angesprochen und Inkontinenzhilfsmittel vorgestellt. Die meist dreiwöchige Heilbehandlungsmaßnahme soll Patienten in die Lage versetzen, ihren Leidensdruck auch am Heimatort zu bewältigen und die weitere Behandlung und Selbsthilfe unter kompetenter Betreuung eigenverantwortlich fortzusetzen.

Akupunktur

Die Körper- bzw. Ohrakupunktur, die ihren Ursprung in der altchinesischen Heilbehandlung hat und die heute zur traditionellen chinesischen Medizin (TCM) gehört, kann auch bei Beckenbodenschwäche, Blasenstörungen und Wechseljahresbeschwerden eine überaus hilfreiche ergänzende Behandlung sein.

Dabei stellt man sich den menschlichen Körper, der in verschiedene Funktionsbereiche eingeteilt ist, als einen von Leitlinien (Meridiane mit Yin- und Yang-Bahnen) durchzogenen Organismus vor, auf dessen Linien die Lebensenergie Chi in einem 24-Stunden-Rhythmus alle zwei Stunden von einem Meridian zum anderen fließt. Dieser Energiefluss soll um drei Uhr nachts (im Lungen-Meridian) beginnen, wobei alle Yin-Meridiane im Körper von unten nach oben, die Yang-Meridiane von oben nach unten verlaufen. Wird der im Gleichgewicht stehende Kreislauf behindert, kann die Lebensenergie nicht mehr ungestört fließen, und es kommt zu Beschwerden und Erkrankungen. Eine Krankheit ist demnach immer ein Zeichen für das Ungleichgewicht zwischen Yin und Yang, sodass ein Ausgleich geschaffen werden muss.

Yin und Yang haben gegensätzliche Qualitäten und bilden trotzdem eine Einheit. Im Yin ist immer auch Yang vorhanden und umgekehrt. Während Yin das Weibliche, Passive, Ruhige, Dunkle verkörpert, steht Yang für Männlichkeit, Aktivität und Helligkeit. Wird die harmonische Einheit gestört, kommt es zu Dysbalancen, das heißt zu Störungen.

Die zwölf Haupt- und die zwei zusätzlichen Meridiane, die in der chinesischen Medizin bestimmten Organen bzw. deren Funktionen zugeordnet sind, verlaufen in Längslinien mit etwa 360 Energiepunkten auf dem Körper.

Da die Akupunktur ein Behandlungsbestandteil der TCM ist, die nicht organbezogen, sondern in Funktionskreisen denkt, ist eine vorausgehende umfangreiche Anamnese durch einen in der Akupunktur gut ausgebildeten Arzt erforderlich. Denn behandelt wird nicht primär das betroffene Organ, sondern das bestehende Ungleichgewicht (Stauung) des Körpers, das es zu beseitigen gilt.

Bei der Akupunkturanwendung wird mit Stahlnadeln unterschiedlicher Dicke und Länge sowie mit unterschiedlicher Technik und

Stichtiefe in die betreffenden Leitbahnen gestochen. Durch die Art der (Stech- und Nadel-)Technik und die Auswahl bestimmter Punkte wird tonisierend oder sedierend eingewirkt. Liegt z. B. eine Yin-Symptomatik (Hypofunktion, Leere) vor, muss tonisierend behandelt werden, bei Yang-Symptomatik (Hyperfunktion, Fülle) sedierend.

Beim Einstechen soll eine sogenannte De-Qi-Sensation entstehen, die von jedem Menschen unterschiedlich stark und ausgeprägt empfunden wird. Hauptsächliche Merkmale sind: Wärmegefühl, lokales Druckgefühl oder Druckgefühl entlang bestimmter Körperareale, Kribbeln- und Taubheitsgefühl oder Schweregefühl. Niemals aber Schmerz! Denn Schmerz kann einen Stau erzeugen, also genau das Gegenteil dessen bewirken, was mit der Behandlung erreicht werden soll. Mit Schmerz ist aber nicht der Pikser beim Einstechen gemeint, sondern das sich unmittelbar nach dem Einstich einstellende Gefühl. Achten Sie deshalb darauf, dass die Akupunktur schmerzfrei ist. Eine intensiv spürbare, schmerzfreie De-Qi-Sensation ist auch ein Hinweis darauf, dass die Akupunktur fachlich korrekt angewandt wird.

Durchgeführt wird die Akupunktur in den meisten Fällen in liegender Position. Die Nadeln verbleiben in der Regel 20 bis 30 Minuten. Dabei sollten Sie entspannt, bequem und warm liegen und einengende Kleidung vorher ablegen. Jede angespannte Situation ist unbedingt zu vermeiden, da dadurch eine unerwünschte Stau-Situation hervorgerufen werden kann.

In der Akupunktur wird zwischen akuten und chronischen Störungen unterschieden. Danach richtet sich auch die Häufigkeit der Behandlung. Für akute Beschwerden, die akut behandelt werden, sind häufigere und tägliche Anwendungen erforderlich. Bei chronischen Störungen wird meist einmal pro Woche über einen längeren Zeitraum hinweg behandelt.

Da die jeweilige Fülle- oder Leere-Symptomatik, die dem Beschwerdebild zugrunde liegt, unterschiedlichste Nadeltechniken und Durchführungen erfordert, hängen die Qualität und der Erfolg einer Akupunkturbehandlung ganz wesentlich von der richtigen Behandlungstechnik ab. Meistens liegen die Gründe für eine erfolglose Akupunkturtherapie darin, dass die Fülle- oder Leere-Zustände verkannt werden oder keine dem jeweiligen Zustand angemessene Behandlungstechnik angewandt wird.

Akupunkturbehandlungen werden hierzulande in den meisten Fällen als eine aus der TCM entnommene isolierte Anwendung praktiziert, die sich nach westlicher naturwissenschaftlich-diagnostischer Ausbildungsart hauptsächlich auf die Symptombehandlung beschränkt. Trotzdem kann die Behandlung bei Blasenschwäche durchaus helfen, die Beschwerden zu mildern.

Zu den laut WHO mehr als 40 Erkrankungen (Asthma, Kopfschmerz, Nasennebenhöhlenentzündung u. a.), bei denen eine Akupunkturtherapie erfolgreich eingesetzt werden kann, zählen auch gynäkologische Erkrankungen, wie Menstruationsstörungen und klimakterische Beschwerden.

Es gibt aber auch ***Kontraindikationen***. So soll z. B. während der Menstruation oder einer Schwangerschaft nicht gestochen werden, da durch das Nadeln des Blasen-Meridians (Bl 67) Wehen ausgelöst werden können. Deshalb darf dieser Punkt nur zur direkten Geburtseinleitung und bei Wehenschwäche genadelt werden.

Kinesiologische Möglichkeiten

Auch die Kinesiologie verfolgt das Ziel, Dysbalancen auszugleichen, Stress abzubauen und das Energieniveau anzuheben. Dazu wird über Muskeltests das Ungleichgewicht im Körper-Geist-System gemessen. Die Verbindung zwischen Muskeln, Organen und dem Akupunkturmeridian-System hat in den 1960er-Jahren der Chiropraktiker Dr. George Goodheart entdeckt und die Kinesiologie als mögliche Diagnostik und Heilmethode eingeführt. Sie zählt zu den alternativen medizinischen Behandlungsarten und wird mit ausgewählten Übungen zur Selbsthilfe angeboten, ersetzt aber bei gesundheitlichen Störungen nicht den Arzt.

In der Kinesiologie spielt die Thymusdrüse eine wichtige Rolle im Zusammenhang mit einer Abwehrschwäche des Immunsystems, und sie gilt als Steuerungszentrale für den Energiefluss in den Meridianen. Die klassische Medizin hält den Thymus ebenfalls für ein wichtiges Organ. Aufbau und Entwicklung des gesamten lymphatischen Geschehens wird von ihm entscheidend mitbestimmt. Zusammen mit den Tonsillen (Mandeln) und der Appendix (Blinddarm) wird er als primäres Immunitätsorgan bezeichnet. Außerdem steht er mit den Keimdrüsen (Hoden, Eierstöcke) in Wechselbeziehung. Der Thymus liegt unter dem oberen Teil des Brustbeins, ca. fünf Zentimeter unter dem zu tastenden Schlüsselbein bzw. der Drosselgrube. Für eine Selbstanwendung bietet sich Folgendes an:

Ein dreimaliges leichtes Klopfen mit der flachen oder zur Faust geballten Hand (nicht Hämmern), das dreimal wiederholt wird (1, 2, 3 – 1, 2, 3 – 1, 2, 3), soll den Thymus aktivieren und den Energiefluss im ganzen Körper anregen. Es ist einen Versuch wert!

> *In der Nähe der Bronchien, direkt hinter dem Brustbein, liegt die Thymusdrüse. Sie produziert eine besondere Art von Lymphozyten und führt ein geheimnisvolles Leben. Bei Babys ist sie groß, mit zunehmendem Lebensalter verfettet sie und wird kleiner. Sie dient der Infektabwehr und Antikörperbildung. Stress, Angst und Frust lassen sie schneller als üblich schrumpfen. Ein tägliches sanftes Beklopfen der Thymusdrüse ist gut für ihr Wachstum und fördert die Energie im Körper.*
>
> Lili Stollowsky: Kostbare Grünbraunblau Gesprenkelte Sterne. Liebesgebete an den Körper

Senkungszustände der Unterleibsorgane

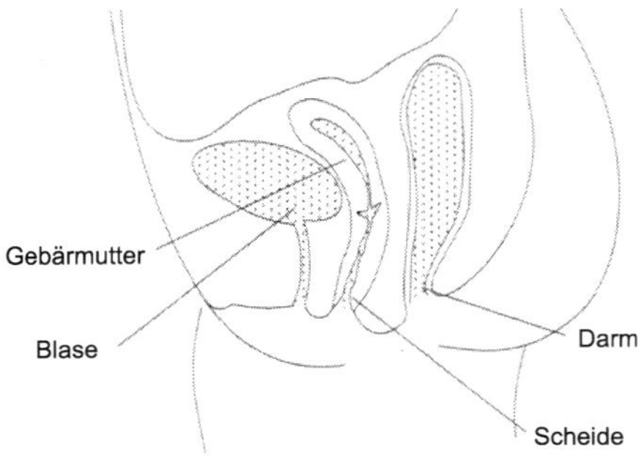

Normale Lage der Beckenorgane

Wenn Straffheit und Elastizität der Muskeln und des Gewebes nachlassen, können sich Gebärmutter, Teile der Scheide, Blase und Enddarm senken oder schlimmstenfalls aus der Öffnung im Beckenboden heraustreten (Vorfall).

Wenn andere Erkrankungen ausgeschlossen sind, weisen Ziehen und Druck im Scheidenbereich und/oder Unterbauch bereits auf eine mögliche Senkung der dort liegenden Organe hin. Dieses Druck- und Schweregefühl tritt besonders bei langem Stehen oder Heben schwerer Gegenstände auf. Weitere Merkmale können ein Drang zum Wasserlassen und/oder Anfälligkeiten für Entzündungen im Unterleib und in der Blase sein.

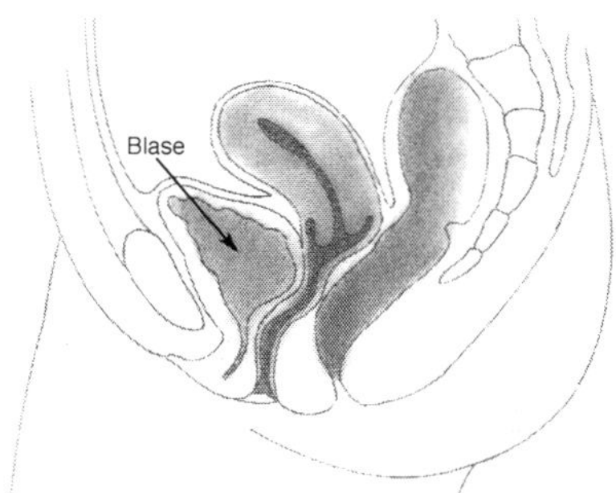

Blasenvorfall (Zystozele)

Wie für die meisten Beckenbodenbeschwerden ist auch für die seltener auftretende Inkontinenz des Afterschließmuskels eine Muskelschwäche die Hauptursache. Hämorrhoiden und eine chronische Verstopfung mit starkem Pressen zur Stuhlentleerung begünstigen dies zusätzlich. Ebenso können Nervenlähmungen und Verletzungsfolgen eine Rolle spielen. Ein nicht zu beeinflussendes, unkontrollierbares Abgehen von Winden und/oder eines breiig-flüssigen Stuhls kann bereits darauf hinweisen, dass der Afterschließmuskel seine Funktion einzubüßen beginnt.

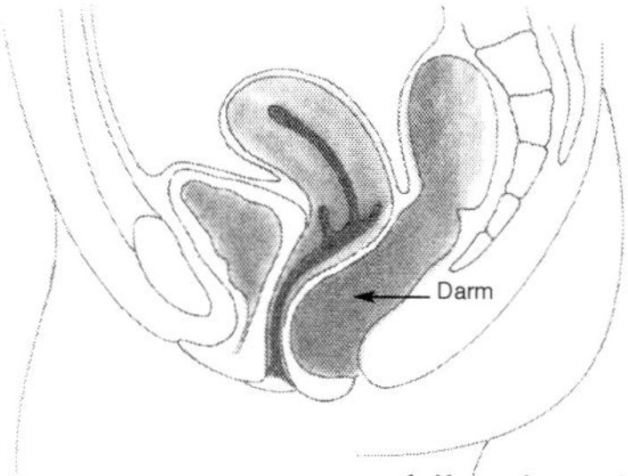

Darmvorfall (Rektozele)

In fortgeschrittenen Stadien ist der Darminhalt nicht mehr zurückzuhalten. Die erschlaffte Muskulatur kann dann einen Darmprolaps (Vorfall) nicht mehr verhindern.

Ursachen einer Senkung:

- genetisch bedingte Bindegewebsschwäche
- Lageanomalien der Gebärmutter
- Geburtsverletzungen
- Gebärmutterentfernung
- körperliche Überforderung
- Übergewicht
- Hormonreduzierung im Klimakterium

Ursachen und Auslösung einer Senkung können sowohl anlagebedingt als auch erworben sein. Meist treffen auch hier mehrere Faktoren zusammen, wie körperliche Überforderung, Geburtsverletzungen an Damm und Scheide, Gebärmutterabknickung nach dorsal (hinten) und Übergewicht.

Selbsthilfe bei leichter Senkung

Meist macht sich eine Senkung der Unterleibsorgane mit ihren Folgen in den Wechseljahren durch den Rückgang der Sexualhormone bemerkbar. Durch das Absinken des Beckenbodens verändert sich die Lage der im Bauchraum liegenden Organe und stört deren Funktion. Besonders häufig betroffen ist die Schließmuskulatur der Blase, weniger die des Afters. Aber nicht jede Senkung ist mit einer Blasenfunktionsstörung verbunden. Selbst bei gleichen oder ähnlichen Senkungszuständen können die sich zeigenden Inkontinenzbeschwerden verschieden sein oder dieselben Inkontinenzbeschwerden ohne Senkung bzw. unabhängig von der Senkung auftreten. Für eine erfolgreiche Therapie ist deshalb eine genaue Diagnostik notwendig, die durchaus umfangreich (urogynäkologische Untersuchung) sein kann, wenn sich die Beschwerden nicht eindeutig zuordnen lassen. Ausgewiesene Beckenbodenzentren verfügen hier über große Erfahrung.

Eine Senkung bildet sich nicht von allein zurück. Durch kontinuierliches, intensives Beckenbodentraining können aber leichtere Senkungszustände und die damit einhergehenden Inkontinenzbeschwerden gemildert werden. Gleichzeitig schützt ein gestärkter Beckenboden davor, dass sich Senkungszustände verschlimmern.

Was Sie selbst noch tun können:

- körperliche und seelische Belastungen vermeiden
- schonende Verhaltensmuster aneignen
- geeignete Kleidung und richtiges Schuhwerk tragen
- für Bewegung sorgen
- auf ausgewogene Ernährung und ausreichende Flüssigkeitszufuhr achten

- regelmäßige Verdauung bewirken
- eventuelles Übergewicht regulieren
- geeignete Hilfen in Anspruch nehmen
- entsprechende Hilfsmittel anwenden
- Beckenbodenmuskulatur trainieren

Psychisch und körperlich schonendes Verhalten

Seitdem kritische amerikanische Ärzte ein Konzept für holistische Medizin (Ganzheitsmedizin) aufgestellt haben, das den Menschen wieder als Körper-Geist-Seele-Wesen betrachtet und sein Einssein mit Natur, Umwelt und Kosmos verdeutlicht, hat sich auch bei uns die Sichtweise durchgesetzt, dass Körper, Geist und Seele in einer Wechselbeziehung zueinander stehen und sich gegenseitig beeinflussen. Dieses Prinzip wird immer wieder neu durch die Erkenntnisse der modernen Neurowissenschaften bestätigt. Man sollte sich deshalb stets vergegenwärtigen, dass psychische Belastungen unser Körpersystem empfindlich stören können, genauso wie körperliche Beschwerden und Funktionsstörungen unser psychisches Befinden beeinträchtigen. Denn unser Körper mit seinen Zellverbänden, Organen und Drüsen gleicht einem hochkomplex vernetzten Mikrokosmos, in dem sämtliche Funktionen von einer Schaltzentrale gesteuert werden, die wiederum von unserem Fühlen und Denken beeinflusst ist.

Eine positive Grundeinstellung, die sich auch in weniger guten Zeiten an den verbleibenden schönen Dingen des Lebens erfreuen kann, ist eine gute Basis für unsere Gesundheit. Der Japaner M. Taniguchi meint sogar, dass jeder so gesund und glücklich sein könne, wie er wünscht. Er müsse nur die Gesetze des Geistes beachten und dürfe nicht vergessen, dass alles im „Göttlichen" (Geistigen) seinen Anfang nimmt.

Wenn Ihnen diese Grundeinstellung schwerfällt, probieren Sie doch einfach einmal einen Lachyoga-Club aus. Lachen befreit und entspannt. Und dem Gehirn ist es egal, ob Sie mit oder ohne Grund lachen. Es produziert die gleiche Wirkung.

Für ein beckenbodenschonendes körperliches Verhalten müssen zuerst die Belastungen der geschwächten Muskeln und Bänder während des Alltags erkannt werden. Dazu müssen wir uns den Beckenboden bewusst machen, um anschließend weniger belastende Bewegungsabläufe zu üben und in das tägliche Verhalten einzuplanen. Was sich auf den ersten Blick sehr kompliziert anhört, ist relativ einfach und erfolgt nach einer gewissen Übungszeit automatisch. Sie müssen zu Beginn nur daran denken. Kleine lustige Haftnotizen am Schreibtisch, in der Küche oder in der Nähe des Fernsehsessels platziert, helfen Ihnen, sich zu erinnern.

Wenn Sie berufsbedingt stundenlang sitzen, wirkt eine feste Sitzfläche günstiger als das weiche Polster eines Sessels. Verändern Sie mehrmals am Tag die Sitzposition Ihres Stuhls und legen Sie möglichst viele kurze Pausen ein, in denen Sie aufstehen, sich recken, einige Lockerungsübungen machen und in aufrechter, gerader Haltung herumgehen.

Andauerndes Stehen belastet die Beckenmuskulatur ebenfalls. Um den direkten Druck nach unten zu mildern, stehen Sie möglichst mit leicht vorgebeugtem Oberkörper und belasten Sie das jeweilige Standbein mit leicht gebeugtem Knie. Das nach hinten abgestellte Bein bleibt dabei gerade.

Wenn Sie schwerere Gegenstände auf- und hochheben, gehen Sie zuerst in die Hocke (nicht nur vorbeugen!), nehmen Sie dann den Gegenstand körpernah bei aufrecht gehaltenem Oberkörper hoch, setzen ihn, falls nötig, kurz auf den Oberschenkeln ab und richten sich dann auf, den Gegenstand am Körper anlehnend. Vor dem Hochheben kneifen Sie beim Ausatmen die Beckenbodenmuskulatur zusammen, um dem Druck nach unten entgegenzuwirken. Wenn bei einem erhöhten Lagerplatz das Anheben aus der Hockstellung nicht möglich ist, transportieren Sie den Gegenstand ebenfalls körpernah und bei angespanntem Beckenboden. Gegenstände, die herausgehoben werden müssen, stellen Sie vor dem Wegtragen zunächst an der Oberkante des Transportbehälters ab.

Im Liegen können Sie den Beckenboden durch eine zusammengerollte Decke oder ein keilförmiges Schaumgummikissen unter dem Becken und Gesäß entlasten.

Geeignete Kleidung und richtiges Schuhwerk

Selbst Kleidung und Schuhmodelle besitzen im Hinblick auf den Beckenboden gesundheitliche Aspekte. Bei der Kleidung sind Naturstoffe wie Baumwolle, Seide und, je nach Jahreszeit, auch Wolle besser geeignet als luftundurchlässige Materialien, wie etwa Kunstfasern, die besonders in den Sommermonaten einen Hitzestau verursachen können. Zu enge Jeanshosen und -röcke üben durch das derbe Stoffmaterial besonders beim Hinsetzen Druck in Richtung Unterbauch aus. Und wählen Sie Ihre Kleidung klimagemäß aus, um eine Blasenreizung oder -entzündung durch Verkühlung zu vermeiden.

Schuhe mit starren Sohlen verhindern das Abrollen des Fußes und provozieren dadurch Muskelverkrampfungen und Beinschmerzen. Hohe und schmale Absätze lassen das Becken nach vorn kippen und wirken nachteilig auf die Körperhaltung, da so ein angedeutetes Hohlkreuz verstärkt wird. Ein Schuh soll den Fuß stützen, Standfestigkeit und gleichzeitig genügend Bewegungsmöglichkeit geben und von Fußform und Größe her passen. Schuhe mit einem höchstens halbhohen Absatz und einer nachgebenden, rutschfesten Sohle sollten deshalb bevorzugt getragen werden.

Sport und Bewegung

Allgemeine Gymnastik und ähnliche sportliche Aktivitäten sind grundsätzlich sehr förderlich, wenn Sie dabei alle Spreiz- und Grätschübungen, hastige Drehungen und ruckartige Sprünge vermeiden, die eine bereits geschwächte Beckenbodenmuskulatur zu stark belasten würden. Dehnungs- und Lockerungsübungen sind dagegen sehr hilfreich.

Die Lockerungsübungen zum Aufwärmen vor dem Beckenbodentraining, die im Kapitel „Beckenbodentraining“ beschrieben werden, regen den Kreislauf an, wirken durchblutungsfördernd und benötigen nur wenige Minuten.

Zum kurzen Auflockern nach langen Sitzphasen ist beispielsweise die nachstehende Lockerungsübung (L-Übung) besonders gut geeignet:

Stehend oder sitzend die Schultern mehrmals nach oben in Richtung Ohren ziehen und fallen lassen. Dann beide Arme seitlich ausstrecken und mit Schwung nach vorn und nach hinten kreisen.
Anschließend stehend die Beine abwechselnd vor- und zurückschwingen oder in sitzender Position die Unterschenkel abwechselnd hin- und herschwingen.
Zum Schluss die Füße mit gestreckten Zehen abwechselnd nach unten und oben biegen, dann kreisen.
Arme und Beine ausschütteln.

Als Sportarten eignen sich besonders Schwimmen, Wandern und Walking (flottes Gehen). Ungeeigneter ist Joggen, da die fortwährend harten Stöße beim Aufsetzen des Fußes für den Beckenboden kontraproduktiv wirken.

Ein gutes Bewegungstraining ist Schwimmen. Der Wasserauftrieb entlastet die Gelenke, und die aktiven Bewegungen gegen den Wasserwiderstand verlangen eine stärkere Muskeltätigkeit.

Auch Wandern bringt viele Vorteile. Der Aufenthalt im Freien wirkt belebend auf Körper und Geist, abhärtend gegen Erkrankungen und anregend auf den Kreislauf. So wird der gesamte Organismus stimuliert.

Flottes Gehen oder (Nordic-)Walking kräftigt Unterleib und Beckenbodengewebe, wenn man beim zügigen Ausschreiten einen aufrechten Gang beibehält. Dabei werden Herz und Kreislauf gekräftigt, die Atmung vertieft, die Ausdauer verlängert, Stoffwechsel und Verdauung angeregt, und zudem wird, wie Untersuchungen in England ergaben, einer Osteoporose vorgebeugt.

Für weniger Trainierte gilt auch hier: Gehen Sie es langsam an! Beginnen Sie das Walking mit einer Dauer von etwa einer Dreiviertelstunde pro Tag und steigern Sie die Zeit je nach Kondition um fünf oder zehn Minuten pro Woche.

Obwohl beim Radfahren der Radsattel das Körpergewicht trägt und dadurch Wirbelsäule und Gelenke entlastet werden, ist das Radeln zur Beckenbodenstraffung weniger geeignet. Bei holprigen und ansteigenden Straßen wird durch die körperliche Anstrengung und die Körperhaltung ein enormer Druck auf den Unterleib und den Beckenboden ausgeübt. Dieser Druck lässt sich nur durch eine stark nach vorn gebeugte Haltung vermindern.

Ernährung und Verdauung

Übergewicht ist ein Risiko für unsere Gesundheit und belastet den Beckenboden. Und damit sind nicht die paar Pfunde zu viel auf den Hüften gemeint, die die Wechseljahre erträglicher werden lassen. Dabei sollten nicht nur Übergewichtige ihre Essgewohnheiten überdenken. Denn eine gute, regelmäßige Verdauung schützt den Beckenboden. Insbesondere ein übertriebenes Bauchpressen bei Verstopfung schadet dem haltenden Bindegewebe.

Hungern ist allerdings kein geeignetes Mittel, um Pfunde loszuwerden, zumal durch den Jojo-Effekt das verlorene Gewicht sehr schnell wieder zugenommen wird. Noch unangenehmer können die Folgen einer Mangelernährung sein, die mitunter bedrohliche Auswirkungen auf die Gesundheit hat. Diese Form der Gewichtsreduzierung sollte deshalb nur als ein ärztlich überwachtes und begleitetes Heilfasten in entsprechend ausgerichteten Spezialkliniken und nur nach Rücksprache mit dem behandelnden Arzt in Betracht kommen. Da geradezu eine wahre Flut von Ernährungsempfehlungen auf dem Markt existiert und auch jeder Körper ein bisschen anders „tickt", bleibt nur: selber ausprobieren, was für Ihr Wohlbefinden das Richtige ist.

Meine grundsätzlichen Empfehlungen:

- nicht einseitig essen
- auf versteckte Fette achten
- Zwischendurch-Naschereien einstellen oder auf weniger Kalorienreiches umsteigen (z. B. Karottenschnitz)
- Infos bei Selbsthilfegruppen einholen
- bewegen, bewegen, bewegen – aber nicht belasten!
- bei Übergewicht und zusätzlichen Risikofaktoren ärztlichen Rat einholen

Starkes Bauchpressen bei Verdauungsstörungen können Sie vermeiden, wenn Sie beispielsweise Dr. Brukers Körnerbrei versuchen:

Etwa drei Esslöffel Weizenkörner, grob gemahlen (Getreidemühle oder alte Kaffeemühle), mit kaltem, ungekochtem Wasser zu einem dünnen Brei anrühren und über Nacht (ca. 12 Stunden) quellen lassen.

Die Körner dürfen nur vor dem Ansetzen gemahlen werden, nicht auf Vorrat!

Morgens nach Lust und Laune noch Milch, einen geriebenen Apfel, Rosinen, geraspelte Nüsse, einen Teelöffel Honig zugeben und ohne Brot oder Semmel zu sich nehmen. Über den Tag verteilt mindestens zwei bis zweieinhalb Liter Flüssigkeit trinken, da sonst die Ballaststoffe statt eines weichen Stuhls das Gegenteil bewirken.

Operative Korrekturen bei starker Senkung und Inkontinenz

Genitalsenkungen sind eine Art von Gewebsbrüchen und bilden sich nicht von allein zurück. Die Operation einer Senkung sollte aber nicht am Anfang einer Behandlung stehen, sondern erst erwogen werden, wenn Beschwerden bestehen und die angewandten konservativen Methoden und Hilfsmittel erfolglos waren.

Ein operativer Eingriff kann aber unvermeidbar sein, wenn bei einer ausgeprägten Senkung der Gebärmutter oder Scheide der Spalt in der Beckenbodenmuskulatur bereits so groß ist, dass Pessare zum Anheben der vorgefallenen Organe nicht mehr eingesetzt werden können. In diesem Fall kann die Gebärmutter oder Scheide im kleinen Becken aufgehängt und die Beckenbodenmuskulatur rekonstruiert werden (Debus, Gerlinde.; Gebärmutterentfernung?!; 2010).

Es gibt viele unterschiedliche Operationsmethoden und -techniken, die je nach Senkungszustand, Gewebebeschaffenheit und Lebenssituation der Betroffenen eingesetzt werden. Als Scheidenplastik wird dabei das plastische Wiederherstellen der Scheidenwände bezeichnet:

Vordere und hintere Scheidenplastik

Bei der vorderen Scheidenplastik wird das Bindegewebe zwischen Scheide und Blase mit speziellen Nähten gerafft oder durch Einlegen eines Kunststoffnetzes angehoben (Scheidenraffung). Ein identisches Verfahren wird bei der hinteren Scheidenplastik angewandt. Bei einem Darmvorfall werden die seitlich liegenden Muskelstränge des Beckenbodens zwischen Darm und Scheide gerafft, und so der Scheideneingang verengt.

Bei den *netzgestützten Operationen* wird an die vordere und/oder hintere Scheidenwand ein Kunststoffnetz bzw. ein resorbierbares Netz eingesetzt.

Bei Harninkontinenz ohne Senkung der Scheidenwand können Blase und Harnröhre angehoben und in ihrer neuen Lage mit verbindenden Nähten befestigt werden.

- Senkungsoperation durch die Scheide (Scheidenraffung)
- netzgestützte Operation der vorderen und/oder hinteren Scheidenwand durch ein Kunststoffnetz oder ein resorbierbares Netz
- bandgestützte Operationen
- Anheften der Gebärmutter oder Scheide an einem Band nahe dem Steißbein
- Aufhängen der Gebärmutter mit einem Kunststoffband am Kreuzbein (Bauchschnitt oder Bauchspiegelung)

Alle operativen Eingriffe bei einer Senkung und Inkontinenz zielen darauf ab, die normale anatomische Lage der Organe und deren Funktionen wiederherzustellen. Da nur bei etwa 40 Prozent der Senkungen gleichzeitig eine Inkontinenz vorliegt, muss vor jeder Operation genau geprüft werden, ob mit dem Eingriff die Inkontinenzbeschwerden beseitigt werden können oder ob zusätzliche Eingriffe notwendig sind, um eine postoperative Inkontinenz zu vermeiden.

Bleiben bei einer Belastungsinkontinenz die konservativen Behandlungsmethoden erfolglos, können minimalinvasive Verfahren eingesetzt werden, wie beispielsweise das TVT®-Verfahren (Tension Free Vaginal Tape), bei dem die Harnröhre durch ein spannungsfreies synthetisches Band gestützt wird, das hinter dem Schambeinbogen oder seitlich zum Leistenbereich verankert wird. Auch das Einspritzen eines Gels in die Harnröhre ist möglich.

Eine weitere neue Behandlungsoption bei Belastungsinkontinenz ist ein unter die Haut implantierter Schrittmacher. Dessen schwache, ungefährliche elektrische Impulse steuern die Nervenfasern, die die Befehle vom Gehirn über das Rückenmark an die Blase senden, und so die Fehlsteuerung des Gehirns korrigieren, die die Blasenschwäche ausgelöst hat.

Es gibt mehr als 200 Varianten der oben beschriebenen Operationsverfahren, aber nur sehr wenige aussagekräftige Langzeitergebnisse. So fehlen verbindliche wissenschaftliche Standards für den Operateur, um die Beschaffenheit des Gewebes einschätzen zu können. Dabei sind Elastizität, Stärke und Durchblutung des Gewebes maßgebend für die Entscheidung, welches Operationsverfahren geeignet ist. Die Einschätzung bleibt somit weitgehend den persönlichen Erfahrungswerten des jeweiligen Operateurs überlassen.

TEIL DREI
DAS BECKENBODENTRAINING

Die drei Muskelschichten des Beckenbodens

Über Aufgaben und Funktionen des Beckenbodens und über seine Anfälligkeit gegenüber verschiedenen Belastungen macht man sich meist erst dann Gedanken, wenn Beschwerden auftreten. Normalerweise verfügt ein junger und gesunder Mensch über einen straffen und elastischen Beckenboden. Die entsprechenden Muskelpartien und knöchernen Anteile des Beckens bilden den Halteapparat für die Bauchorgane und sind für deren Lagefestigkeit zuständig. Die weiblichen Geschlechtsorgane (Eileiter, Eierstöcke, Gebärmutter), die Blase und Teile des Darmes werden zwar von den Beckenknochen, von Kreuz- und Steißbein sowie den Schambeinfugen und Weichteilen getragen und gestützt, durchbrechen aber mit ihren drei Ausgangsöffnungen die Muskulatur des Beckenbodens und verringern dadurch an diesen Stellen dessen Stützfähigkeit.

Darum reagiert der Beckenboden äußerst sensibel auf Belastungen, wie z. B. durch Druck- und Gewichtssteigerung im Bauchraum während einer Schwangerschaft oder bei starken Hustenattacken oder andere körperliche Überforderung. Mögliche Gewebseinrisse mit Blutungen bei der Geburt und spätere Narbenbildung, schweres Heben und Tragen, Hormonmangelzustände im Klimakterium und Alter, Übergewicht und ererbte Gewebeschwäche wirken ebenfalls ungünstig und führen zu einer geschwächten, laschen Beckenbodenmuskulatur.

Neben seiner tragenden und stützenden Funktion beeinflusst der Beckenboden auch unser körperliches und seelisches Befinden. Gut ausgebildete und funktionierende Beckenboden-, Gesäß- und Bauchmuskeln bestimmen unser ganzes Körpergefühl und unsere Körperhaltung mit, was auch nach außen wirkt und sichtbar ist.

Am Beckenboden unterscheidet man drei übereinanderliegende Schichten, deren Muskelstränge

- in der äußeren Schließmuskelschicht senkrecht von oben (Schambein) nach unten (Kreuzbein) ziehen,
- in der mittleren (urogenitalen) Schicht quer von links nach rechts verlaufen und
- in der inneren Muskelgruppe wiederum von oben nach unten ziehen.

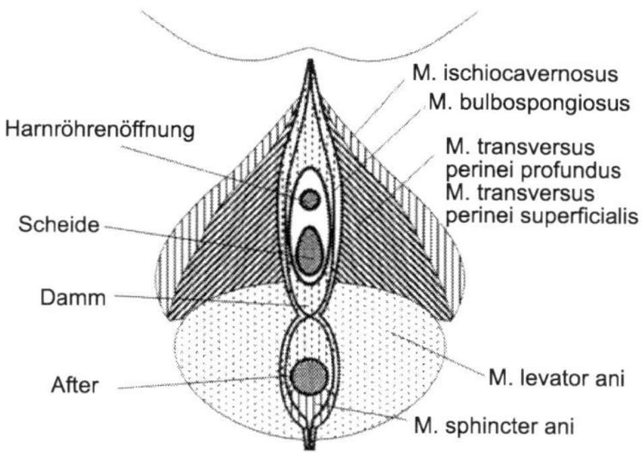

Das Verständnis für die Muskeletagen und deren Funktionen ermöglicht ein sehr viel gezielteres Üben und Trainieren.

Die äußere Muskelschicht und ihre willentliche Beeinflussbarkeit

Die drei Muskeln (M. bulbospongiosus, M. sphincter ani externus, M. ischiocavernosus) der äußeren Muskelplatte sind über einzelne Stränge miteinander verbunden. Sie sind als einzige willentlich zu beeinflussen (ohne Beteiligung der Oberschenkel- und Gesäßmuskeln) und agieren stets gemeinsam.

Einige Muskelbereiche des M. bulbospongiosus und M. sphincter ani externus unterstützen die Funktionen des Harnröhren- und Afterschließmuskels. Zur Verstärkung des gesamten Stütz- und Verschlussmechanismus dient außerdem das Schwellgewebe um den Scheideneingang, das bei sexueller Erregung die Blutfülle auffängt.

Diese äußere Muskelschicht ist durch Anspannen, wie wenn man Urin und Stuhl zurückhält, willentlich kontrollierbar.

Die mittlere Muskelschicht mit dem Blasenschließmuskel

Die mittlere, quer verlaufende (urogenitale) Schicht bedeckt mit ihrem trapezförmigen Hauptmuskel (M. transversus perinei profundus), dessen Partner (M. transversus perinei superficialis) und dem Blasenschließmuskel (M. sphincter urethrae) große Teile des Beckenbodens und wird nur von Scheide und Harnröhrenöffnung unterbrochen. Diese mittlere Schicht ist bei der Frau schwächer als beim Mann und hat durch die Scheide als dritte Ausgangsöffnung weniger Festigkeit. Das ermöglicht es dem kindlichen Kopf bei der Geburt, die schwächer angelegten Muskeln leichter beiseitezuschieben, verursacht aber gleichzeitig eine höhere Anfälligkeit für Störungen.

Die drei Muskeln der mittleren Schicht haben unterschiedliche Aufgaben zu bewältigen.

- Der Hauptmuskel (M. transversus perinei profundus) tritt vor allem dann in Funktion, wenn er mit Unterstützung der Gesäßmuskeln einen verstärkten Zug auf die Sitzhöcker ausüben muss. Dadurch werden die beiden Sitzhöcker aufeinander zubewegt, um den steigende Bauchinnendruck, z.B. beim Bauchpressen, abzufangen und den Beckenboden zu entlasten.

- Der schmale Partnermuskel (M. transversus perinei superficialis) unterstützt den Hauptmuskel und weist im Alter nur noch wenige Fasern auf.
- Der Blasenschließmuskel ist für den Blasenverschluss zuständig.

Die Muskeln dieser Schicht und ihre Funktionsweise können Sie ebenfalls bei sich selbst wahrnehmen. Versuchen Sie zunächst, die Sitzhöcker zu fühlen: Sie sitzen auf der harten Sitzfläche eines Stuhls und tasten mit Ihrer rechten Hand unter die rechte Gesäßhälfte, mit der linken unter die linke Gesäßhälfte. Dabei spüren Sie die beiden Höcker als zwei derbe Knochenvorsprünge, die auch beim seitlichen Hin- und Herbewegen deutlich zu fühlen sind. Wenn Sie nun den Beckenboden anspannen, werden Sie feststellen, dass zunächst die erste äußere Muskelschicht reagiert und bei stärkerem Spannen auch die darunterliegende Muskulatur. Diese hebt das Gesäß leicht an, ehe die Sitzhöcker aufeinander zuwandern. Daran erkennt man, dass der Hauptmuskel der zweiten Schicht tätig wird.

Die innere Muskelschicht und die Körperhaltung

Die Muskeln der inneren Schicht verlaufen wiederum senkrecht, wodurch die gesamte Beckenboden-Muskelplatte verstärkt wird. Der kräftig ausgebildete Hauptmuskel (M. levator ani) übernimmt mit seinen verschiedenen Muskelteilen (M. pubo-coccygeus, M. iliococcygeus, M. pubovaginalis, M. puborectalis) eine wichtige Trage- und Stützfunktion für den Enddarm und die übrigen Beckenorgane und ist daher für den Beckenboden von größter Bedeutung. Interessanterweise ist es die innere muskuläre Beckenbodenschicht, die unsere Körperhaltung mitbestimmt.

Auch andere Muskelgruppen übernehmen Aufgaben im Beckenbodenbereich. Sie durchziehen das Beckeninnere vom Kreuzbein zum Oberschenkel (M. obturator internus, M. piriformis) und sind sowohl für die Außenrotation (Abduktion) im Hüftgelenk und die grätschende Außenbewegung des Oberschenkels als auch für die Seit- und Rückwärtsneigung des Beckens (M. piriformis) mitverantwortlich. Sie gehören zu den hinteren Hüftmuskeln, weisen aber bei manchen Körperhaltungen mit den Beckenbodenmuskeln ein gemeinsames Muster auf, wobei meist Bauch- und Gesäßmuskeln integriert werden.

Die sogenannte Bauchpresse wird ebenso wie das Rumpfbeugen und Beckenheben hauptsächlich von zwei Bauchmuskeln (M. rectus abdominis, M. obliquus externus abdominis) ausgeführt. Ein dritter Muskel (M. transversus abdominis) sorgt neben der Beteiligung an der Bauchpresse für das Anspannen und Einziehen der Bauchdecke. Zwei Gesäßmuskeln (M. gluteus medius, M. gluteus minimus) veranlassen die Beindrehung, und wirken bei der Beckenstellung mit.

Die Muskeln der inneren Beckenbodenschicht und ihrer mitarbeitenden Nebenmuskeln sind wesentlich an der Stellung des Beckens beteiligt und beeinflussen damit maßgeblich unsere Körperhaltung. Das können Sie vor einem Spiegel an sich selbst demonstrieren:

Sie stellen sich seitlich auf, nehmen beide Hände zur Hüfte bzw. zum Beckenkamm. Drehen Sie die Hände so, dass die Daumen nach vorn zeigen. Die Finger liegen hinten am Becken auf. Nun kippen Sie das Becken nach vorn. Dabei kommt ein mehr oder weniger starkes Hohlkreuz zum Vorschein. Der Oberkörper wird unwillkürlich nach vorn gebeugt, wenn man sich nicht bewusst gerade aufrichtet, wodurch ebenfalls eine Mitbewegung des Beckens erfolgt.

Das Hohlkreuz verschwindet, wenn das Becken ganz aufgerichtet und der Oberkörper kerzengerade gestreckt und etwas nach hinten verlagert wird. Diese anstrengende, unnatürlich anmutende

Zwangshaltung lässt sich nicht lange beibehalten. Doch auch eine Beckenkippung nach hinten führt zu leicht gebeugten Knien und nach vorn hängenden Schultern und zeigt eine entsprechend schlaffe Figur.

Optimal ist deshalb eine Mittelstellung, die weder ein Hohlkreuz noch eine Zwangshaltung zeigt. Diese auch optisch dynamische, straffe Körperhaltung hat eine positive Ausstrahlung, die auf uns selbst und unsere Umgebung wirkt und Lebensfreude, Kraft und Ausdauer zum Ausdruck bringt. Dagegen signalisiert ein körperliches Sich-hängen-Lassen Schlaffheit und Passivität. Das Becken wird in eine Kippstellung gezwungen, bei der Beckenboden-, Bauch- und Rückenmuskulatur erschlafft nachgeben.

Die Muskulatur von Bauch, Oberschenkeln und Gesäß wahrnehmen

Um eine zielgerichtete Bewegung ausführen zu können, müssen unterschiedliche Muskelgruppen häufig zusammenarbeiten. Beispielsweise gelingt das bloße Anspannen der Beckenbodenmuskulatur auch ohne Einsatz der Oberschenkel- und Gesäßmuskeln. Doch bei bestimmten Bewegungen zeigt sich ein gemeinsames Muster, in das mitunter sogar die Bauchmuskulatur mit einbezogen wird.

Legen Sie in Rückenlage beide Hände mit der Handinnenfläche auf den Bauch. Dann den Bauch einziehen und wieder loslassen. Die Bewegung wurde von der Bauchmuskulatur ausgeführt.

Immer noch liegend, stellen Sie nun die Beine angewinkelt auf. Legen Sie die Hände auf die Oberschenkel und führen Sie die Knie zusammen und auseinander. Bei dieser Bewegung können Sie die Oberschenkelmuskeln spüren.

Wenn Sie in dieser Haltung die Po-Muskeln zusammenkneifen, können Sie das Anspannen gut mit den Händen spüren.

Zu Beginn des Trainings gelingt es oftmals noch nicht, das isolierte Anspannen der Beckenbodenmuskeln deutlich vom Zusammenkneifen der Po-Muskeln zu unterscheiden.

Die drei folgenden Wahrnehmungsübungen (W-Übungen) sollen Ihnen helfen, Ihre Vorstellung vom Beckenboden zu verändern und ein Gefühl für diese Muskulatur zu entwickeln.

W-Übung 1a

Setzen Sie sich auf einen harten Stuhl oder Schemel.
Beugen Sie den Oberkörper leicht nach vorn, bis Sie den Scheidenbereich spüren, indem Sie quasi auf den Schamlippen sitzen.
Nun spannen Sie die BBM an, wie wenn Sie den Harn zurückhalten.
Richten Sie dabei Ihre ganze Aufmerksamkeit auf die angespannten Muskeln und ziehen Sie diese mit dem Einatmen nach innen in Richtung Bauchdecke hoch.
Dann ausatmen und entspannen.
Wiederholen Sie diese Übung 3-mal.

W-Übung 1b

Gleiche Übung wie 1a, nur dass Sie sich leicht nach hinten beugen, bis Sie den After spüren.
BBM anspannen – Aufmerksamkeit auf die angespannten Muskeln richten und beim Einatmen nach innen hochziehen in Richtung Bauchdecke.
Dann ausatmen und entspannen.
Wiederholen Sie diese Übung 3-mal.

W-Übung 2

Stehen Sie aufrecht mit leicht gespreizten Beinen für einen sicheren Stand. Als Rechtshänder drücken Sie mit Ihrer rechten Hand vorn gegen Schambein und Scheide, mit der linken Hand hinten gegen das Kreuzbein (als Linkshänder genau umgekehrt).

Wenn Sie nun die BBM anspannen und beim Einatmen nach oben Richtung Bauchdecke ziehen, können Sie dieses innere Ziehen deutlich spüren.
Beim Entspannen senkt sich der Beckenboden und kann sich sogar leicht in die Handfläche vorwölben.

Das Spannen, Hochziehen und Entspannen ähnelt den inneren Muskelbewegungen beim Sex.

W-Übung 3

In Rückenlage die Beine mit angewinkelten Knien aufstellen und den Unterkörper leicht zu einer Seite neigen.
Legen Sie nun eine Hand an die Gegend um den After, spannen Sie die Muskulatur wie zur Harnverhaltung an und ziehen Sie die BBM nach innen hoch in Richtung Bauchdecke.
Dabei darf keine Bewegung in der Gesäßmuskulatur zu spüren sein, denn die Bewegung wird durch die alleinige Arbeit der äußeren Beckenbodenschicht erledigt.
Dann lassen Sie los und entspannen.

Wiederholen Sie die Übung 3-mal, um sicher zu sein, dass Sie tatsächlich nur die äußere Muskelschicht des Beckenbodens anspannen. Zum Vergleich können Sie noch einmal die Pobacken zusammenkneifen. Damit wird die Arbeit der Gesäßmuskulatur deutlicher.

Trainingsvorbereitung

Das Beckenbodentraining ist die am häufigsten angewendete Therapiemethode bei Belastungs- und Dranginkontinenz. Insbesondere Belastungsinkontinenz-Beschwerden lassen sich damit bei ca. zwei Dritteln der Betroffenen so weit bessern, dass operative Eingriffe vermeidbar sind. Beckenbodengymnastik fördert die allgemeine Gesundheit, stärkt die beckenbodenspezifische Muskulatur und baut sie auf, beugt einer Senkung der Unterleibsorgane vor, wirkt sich positiv auf eine Blasenschwäche aus, lindert entsprechende Beschwerden und vermag diese sogar zu heilen.

Das hier vorgestellte Trainingskonzept ist eine Beckenbodengymnastik, die sich insbesondere (aber nicht nur) an Frauen ab 50 plus richtet. Das Programm ist in ein Sechswochen-Aufbautraining und ein Kurztraining für das anschließende tägliche Selbsttraining gegliedert, die jeweils aus fünf Segmenten bestehen:

- Übungen zur besseren Wahrnehmung der BBM (W-Übungen),
- Lockerungsübungen (L-Übungen) zum Aufwärmen,
- stimulierende Übungen (S-Übungen) für Zwischendurch
- Übungen zum Aufbau der Beckenbodenmuskulatur (BBM-Übungen) und
- gymnastische Zusatzübungen (Z-Übungen).

Die besten Resultate erzielen Sie, wenn Sie mit dem Sechswochenkurs beginnen, dessen Übungen aufeinander aufbauen und deren Intensität und Ausdauer den eigenen individuellen Bedürfnissen angepasst werden können. Sie können sich mit den Übungen aus den fünf Segmenten aber auch Ihr eigenes Trainingsprogramm gestalten. Alle vorgestellten Übungen sind leicht erlernbar und auch für weniger Sportliche geeignet.

Worauf Sie achten sollten

1. Sorgen Sie für einen störungsfreien, wohltemperierten Übungsort und bequeme, weite Kleidung, die nicht einengt oder drückt (Schuhe, Schmuck, Uhr, Krawatte, Gürtel ablegen; Hosen- oder Rockbund öffnen) und eine Liege- oder Gymnastikmatte als Unterlage.
   Und nicht vergessen: Vor dem Training Blase entleeren!
2. Beginnen sie jedes Training mit einer ca. fünfminütigen Aufwärmphase (siehe nachfolgende Lockerungsübungen).
3. Nach dem sechswöchigen Aufbaukurs ist eine Trainingszeit von zweimal täglich 15 bis 20 Minuten (zusätzlich 5 Minuten Aufwärmphase) optimal.
4. Wenn Sie Ihr Trainingsprogramm individuell zusammenstellen, sollten 90 Prozent der von Ihnen ausgesuchten Übungen beckenbodenspezifisch (BBM-Übungen) sein, sonst wird Ihr Training wenig Erfolg haben.
5. Wählen Sie die Übungen entsprechend Ihrer körperlichen Verfassung und Ihrem Gesundheitszustand aus. Übertreiben Sie nicht die Anspannungsdauer.
6. Nutzen Sie die stimulierenden Zwischendurch-Übungen über den Tag verteilt.

Im ersten Schritt wird das bewusste Wahrnehmen des Beckenbodens und seiner Muskulatur trainiert, was häufig erst nach längerem Üben gelingt, da viele Frauen diese Muskeln bis dahin nicht gespürt haben. Anschließend werden durch ein gezieltes Training die Muskelkontraktionen geübt, die den Aufbau der Muskulatur fördern.

Trainiert wird im Liegen, Sitzen, Knien, im Vierfüßlerstand und im Stehen. Dabei wird die Muskulatur gedehnt und gestärkt, das Gefäßsystem entstaut, und Bauch und Beckenboden werden gefestigt.

Die Wirkung der Übungen liegt hauptsächlich im Anspannen und Entspannen der Beckenbodenmuskulatur. Achten Sie deshalb beim Trainieren stets auf Ihre Körperhaltung. Denn Voraussetzung für den Erfolg ist ein ausdauerndes, regelmäßiges Üben mit der richtigen Muskelanspannung. In den Abbildungen sind die Muskelbereiche, in denen die Spannung gehalten werden muss, rot markiert. Die Farbe Blau steht für Bewegung.

Schon zehn bis 15 Minuten täglich bringen eine merkliche Verbesserung des muskulären Zustandes. Einige der Übungen entstammen der Schwangeren- und Rückbildungsgymnastik.

Das richtige Aufstehen: Nach allen Übungen im Sitzen, Liegen oder Vierfüßlerstand hilft das richtige Aufstehen, Rücken und Beckenboden zu schonen:

Vor dem Aufstehen Arme und Beine ausschütteln,
Schultern heben und senken,
dreimal hintereinander durch die Nase ein- und den Mund ausatmen, dann über eine Körperseite langsam aufstehen.

Lockerungsübungen zum Aufwärmen

Die Lockerungsübungen (L-Übungen) im Stehen sind eine einfache Gymnastik und dienen zum Aufwärmen für das Beckenbodentraining. Sie regen den Kreislauf an, wirken durchblutungsfördernd und benötigen nur wenige Minuten.

L-Übung 1

Aufrecht stehend, Oberkörper gerade halten, Arme und Beine locker ausschütteln, Schultern mehrmals hintereinander in Richtung Ohren hochziehen und fallen lassen.

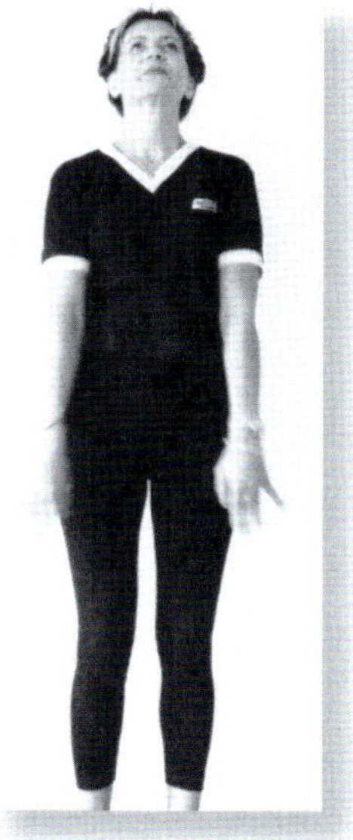

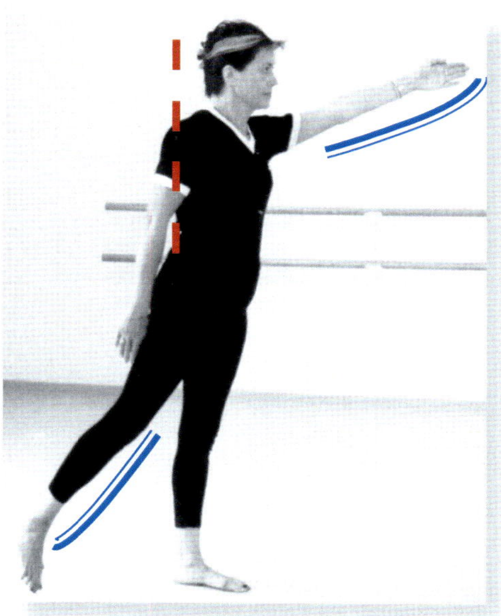

L-Übung 2

Aufrecht stehend, Oberkörper gerade halten, Blick nach vorn und Festhaltemöglichkeit suchen.
Arme und Beine diagonal zueinander vor- und zurückschwingen. Immer gleichzeitig in fließender Bewegung den linken Arm vor und das rechte Bein zurück, dann den linken Arm zurück und das rechte Bein vor.
Mehrmals hin- und herschwingen, ggf. dabei mit einer Hand festhalten.
Dann die Seiten wechseln.

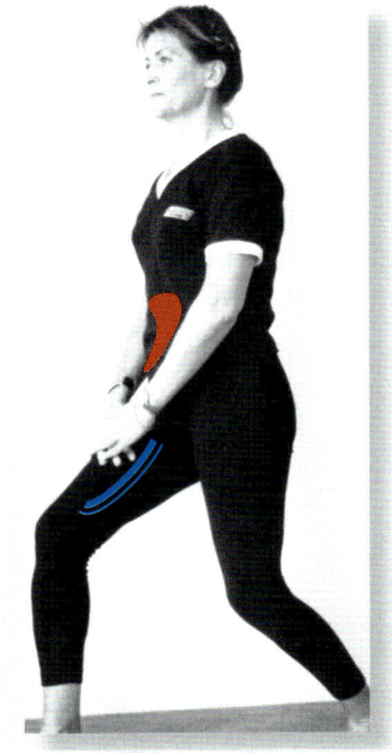

L-Übung 3 (nicht geeignet bei einer Senkung!)

Aufrecht stehend, Oberkörper gerade halten, Blick nach vorn.
Rechtes Bein im Knie beugen, linkes Bein nach hinten strecken, Bauch nach innen ziehen und anspannen, dann mit dem Körper nach unten wippen (3- bis 5-mal).
Dabei die Spannung im Ober- und Unterbauch halten und das Atmen nicht vergessen.
Loslassen und entspannen.
Beinstellung wechseln und die gleiche Übung 3- bis 5-mal wiederholen.

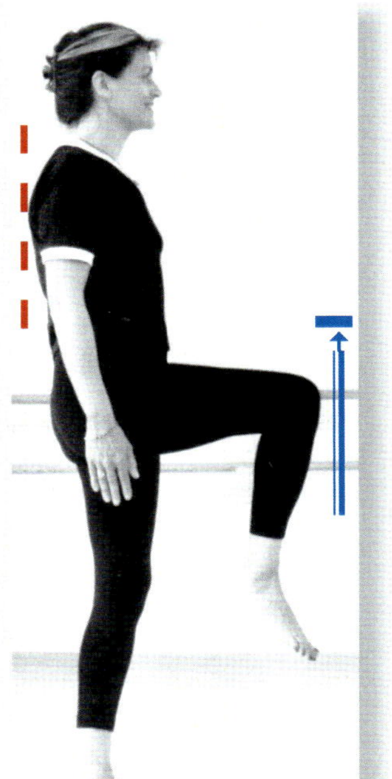

L-Übung 4

Aufrechter Stand, Oberkörper gerade halten und möglichst mit einer Hand festen Halt suchen.
Beine abwechselnd mit gebeugten Knien hochziehen.
Übung 3- bis 5-mal wiederholen.

L-Übung 5

Aufrechter Stand, Oberkörper gerade halten, Beine leicht öffnen. Bauch einziehen, Spannung halten.
Arme hochheben und abwechselnd nach oben strecken.
Mehrmals wiederholen

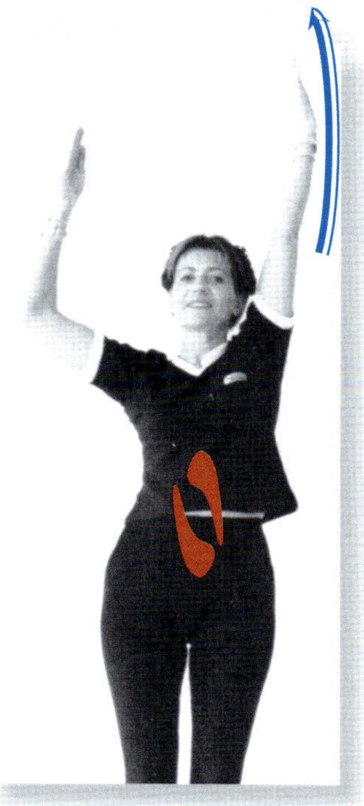

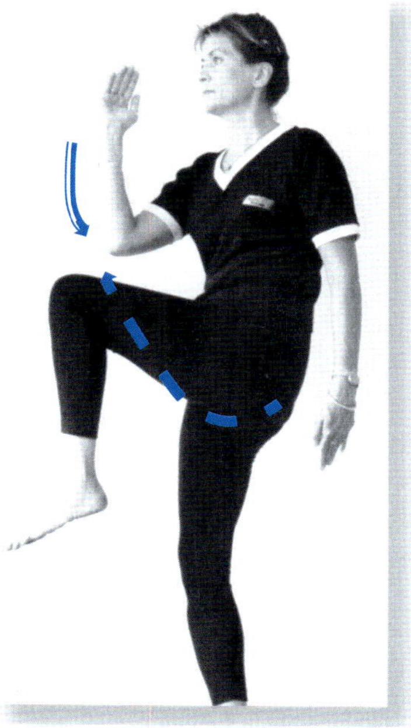

L-Übung 6

Aufrechter Stand, Ellenbogen und Knie bewegen sich diagonal im fließenden Wechsel aufeinander zu. Beginnend mit dem linken Ellenbogen zum rechten Knie.
Diese Überkreuzbewegung hilft bei Verspannungen in der Lendenwirbelsäule und im Beckenbereich.
10-mal wiederholen.

L-Übung 7

Für einen besseren Stand mit leicht gespreizten Beinen aufstellen. Oberkörper gerade halten – kein Hohlkreuz – Blick geradeaus richten.
Bauch nach innen ziehen und anspannen. Spannung halten.
Hände auf die Hüfte/den Beckenkamm legen: Daumen zeigen nach vorn. Becken (nicht den Oberkörper!) mehrmals vor- und zurückkippen. Dabei die Spannung im Ober- und Unterbauch erspüren, halten und weiteratmen.
Loslassen und entspannen.

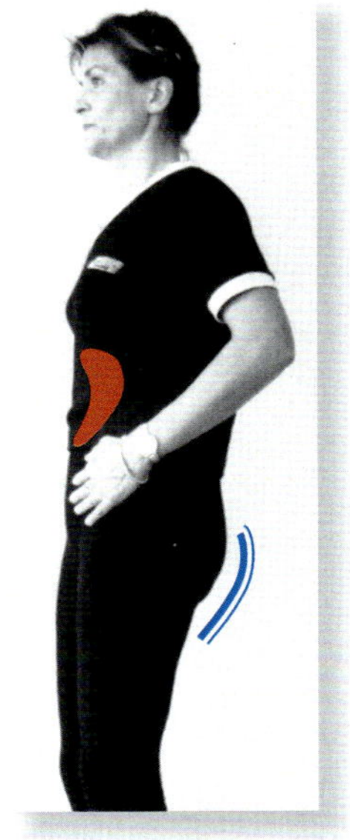

Achten Sie darauf, dass sich beim Kippen nur das Becken bewegt, der Oberkörper aber gerade und fast bewegungslos bleibt.

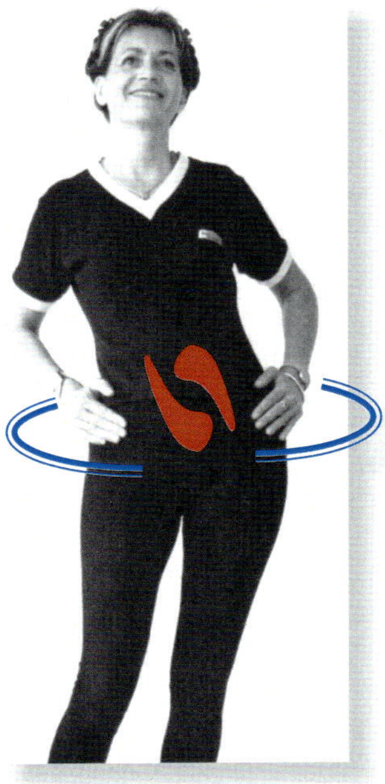

Anschließend die Hände auf die Hüfte legen, die Finger zeigen Richtung Unterbauch.
Bauch nach innen ziehen und anspannen. Spannung halten.
Das Becken wie beim Bauchtanz mehrmals leicht kreisen: erst rechtsherum, dann linksherum. Den Oberkörper dabei möglichst ruhig und gerade halten. Es bewegt sich nur das Becken.

L-Übung 8 (zum kurzen Auflockern nach langen Sitzphasen)

Stehend oder sitzend die Schultern mehrmals nach oben Richtung Ohren ziehen und fallen lassen.

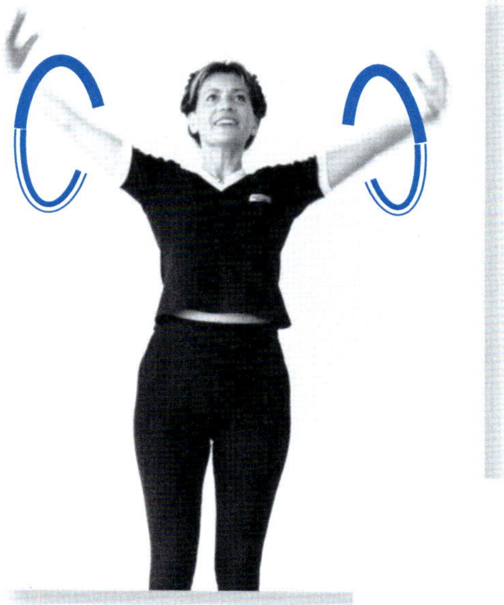

Dann beide Arme seitlich ausstrecken, mit Schwung erst nach vorn und dann nach hinten kreisen.

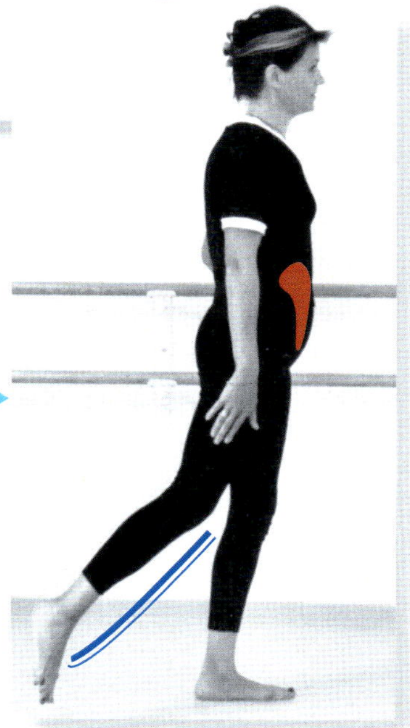

Anschließend (stehend) die Beine abwechselnd vor- und zurückschwingen – oder sitzend: Unterschenkel abwechselnd hin- und herschwingen.

Zum Schluss die Füße mit gestreckten Zehen abwechselnd nach unten und oben biegen, dann kreisen.
Arme und Beine ausschütteln.

Sechswochen-Programm

Im Aufbautraining beginnt jede Woche mit einer neuen Zielsetzung, die am Anfang der Übungen aufgeführt ist. Gleichzeitig wird das bereits Erlernte gefestigt. Einige der Übungen sind deshalb über mehrere Wochen hinweg zu wiederholen, während andere Übungen entfallen. Die Übungsabfolge ist dabei so ausgerichtet, dass zu Beginn ein Zeitrahmen von 20 bis 30 Minuten (plus 5 Minuten Aufwärmtraining) nicht überschritten wird. Mit zunehmender Trainingsdauer kann die Übungszeit bis auf 45 Minuten gesteigert werden. Während des Aufbautrainings sollte konsequent einmal täglich an mindestens fünf Tagen pro Woche geübt werden. Trotzdem sollten Sie nur die Übungen praktizieren, die für Ihre körperliche Verfassung und Ihren Gesundheitszustand geeignet sind, und ebenso die Zeitdauer der einzelnen Übungen, deren Anzahl und Intensität darauf abstimmen.

Damit Ihr Training Erfolg hat, achten Sie bitte darauf, dass insbesondere das Anspannen der Beckenbodenmuskulatur (BBM-Übungen) korrekt geübt wird.

Übertreiben Sie die Anspannungsdauer auch nach einiger Übungspraxis nicht und vermeiden Sie Überanstrengungen, damit Ihr Elan nicht frühzeitig erlahmt und Sie nicht enttäuscht aufhören. Wichtig sind ausschließlich das richtige, regelmäßige und fortgesetzte Üben und das Beachten der Trainingsvorbereitungen.

In der ersten Woche konzentriert sich das Training darauf, die BBM bewusst wahrzunehmen und ein Beckenbodengefühl zu entwickeln. Eine tabellarische Übersicht des Programms finden Sie auf Seite 114.

Die Farbe Rot in den Abbildungen kennzeichnet das Anspannen der Muskeln, die Farbe Blau steht für Bewegung.

Trainingsvorbereitung

Wählen Sie einen störungsfreien, wohltemperierten Übungsort und achten Sie auf bequeme, weite Kleidung, die nicht einengt oder drückt (Schuhe, Schmuck, Uhr, Krawatte, Gürtel ablegen; Hosen- oder Rockbund öffnen). Benutzen Sie eine Liege- oder Gymnastikmatte als Unterlage. Die Blase sollte vorab nochmals entleert werden.

Beginnen Sie jedes Training mit einer kurzen Aufwärmphase. Suchen Sie sich dazu vier L-Übungen (Lockerungsübungen – ab Seite 68) aus.

Erste Trainingswoche

Ziele

- Muskulatur von Bauch, Oberschenkeln und Gesäß wahrnehmen und ein Gefühl für den Beckenboden entwickeln (Scheidenbereich, Darmausgang)
- BBM nach innen und außen spüren; die äußere Schließmuskelschicht getrennt von der Gesäßmuskulatur erfahren
- Funktionen der drei Muskelschichten willentlich beeinflussen lernen

01 BBM-Übung: „Augenzwinkern" in Rückenlage (5-mal)
02 BBM-Übung: „Fersenzug"
A) ohne, und B) mit Innendrehung (je 5-mal)
03 BBM-Übung: Schambein Richtung Decke strecken (A und B je 5-mal)
04 BBM-Übung: „Kniepresse" und „Knieschwinger" (je 5-mal)
05 Z-Übung: „Venenpumpe" (ca. 3 Minuten)

01 BBM-Übung: „Augenzwinkern“ in Rückenlage

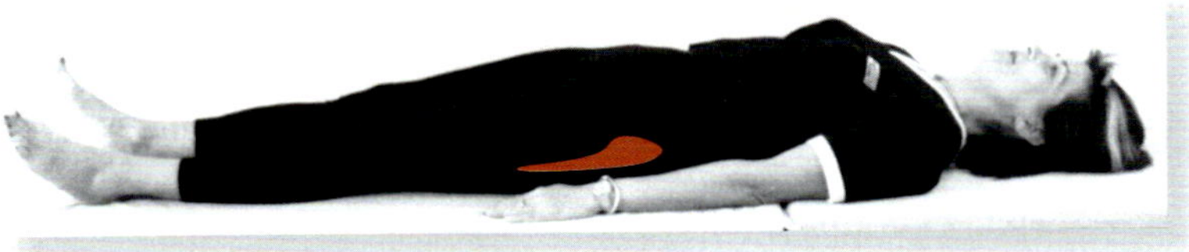

Körper lang ausgestreckt und Arme rechts und links vom Körper locker ablegen. Der untere Rücken liegt fest auf der Unterlage.
Einatmen und die Aufmerksamkeit auf die BBM richten.
Mit dem Ausatmen die BBM wie zur Harnverhaltung kurz anspannen und wieder loslassen.
Das Anspannen ist ein bloßes Antippen, ein Augenzwinkern.
Nach 10-mal „Augenzwinkern“ entspannen (ca. 10 Sekunden).
Übung 5-mal wiederholen.

02 BBM-Übung: „Fersenzug“ ohne und mit Innendrehung in Rückenlage

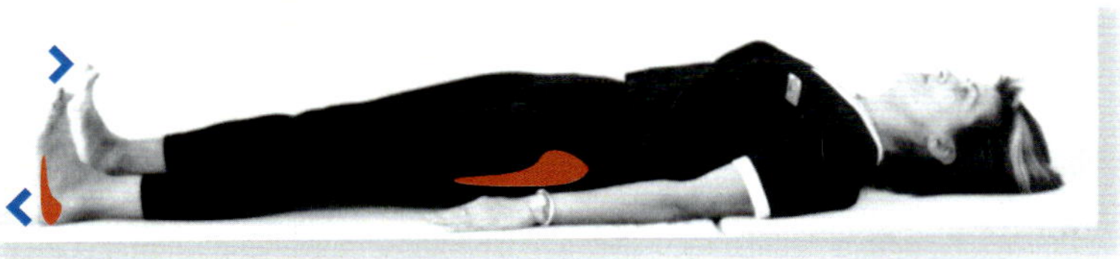

A) Körper lang ausgestreckt mit leicht geöffneten Beinen, Arme rechts und links vom Körper locker ablegen. Der untere Rücken liegt fest auf der Unterlage.
Füße nach oben ausrichten.
Einatmen und die Aufmerksamkeit auf die BBM richten.
Mit dem Ausatmen die BBM anspannen, nach innen Richtung Bauchdecke hochziehen.
Zehen zum Körper hin biegen und gleichzeitig Fersen vom Körper wegdrücken, sodass Spannung im Fuß entsteht.
Einatmen, ausatmen und loslassen.
Entspannen (ca. 10 Sekunden).
Übung 5-mal wiederholen.

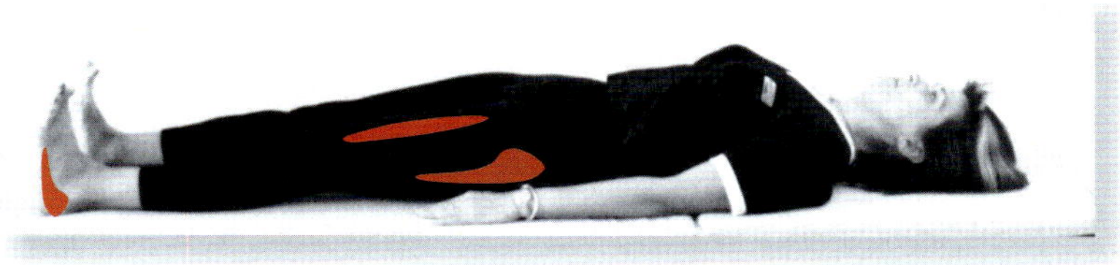

B) Gleiche Stellung:
Zehen zum Körper hinbiegen, Fersen vom Körper wegdrücken.
Beinmuskeln anspannen und Beine leicht nach innen drehen.
Spannung ca. 5 Sekunden halten, weiteratmen.
Entspannen.
Übung 5-mal wiederholen.

03 BBM-Übung: Schambein Richtung Decke strecken in Rückenlage

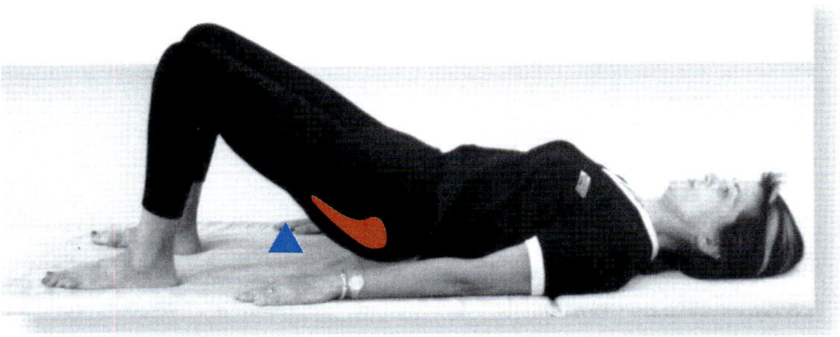

A) Arme rechts und links vom Körper auf die Unterlage legen, Beine bei gebeugten Knien aufstellen.
Den unteren Rücken fest auf der Unterlage ablegen.
Einatmen und die Aufmerksamkeit auf die BBM richten.
Mit dem Ausatmen BBM anspannen, nach innen Richtung Bauchdecke hochziehen, Gesäß anheben, als würden Sie das Schambein Richtung Decke strecken.
Schultern und oberer Rücken bleiben auf der Auflage liegen, der untere Rücken ist durchgedrückt, sodass kein Hohlkreuz entsteht.
Muskelspannung ca. 5 Sekunden halten, weiteratmen.
Mit dem Ausatmen Gesäß senken, Beine ablegen, BBM lockern und Spannung lösen.
Entspannen (ca. 10 Sekunden).
Übung 5-mal wiederholen.

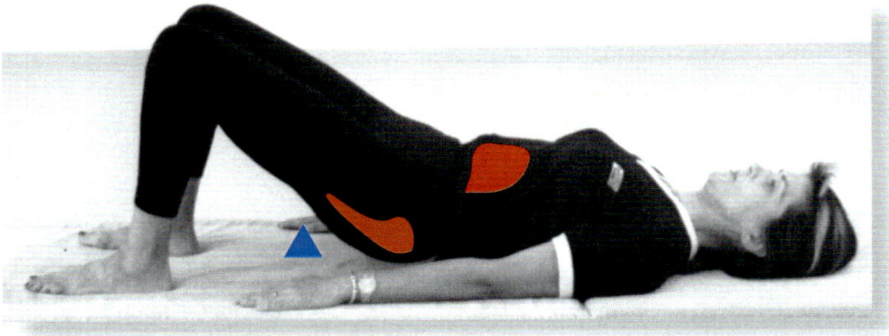

B) Gleiche Übung, aber diesmal mit den BBM auch die Bauchmuskeln anspannen und Muskelspannung ca. 5 Sekunden halten.
Übung 5-mal wiederholen.

04 BBM-Übung: „Kniepresse" und „Knieschwinger" in Rückenlage

Übung 4A

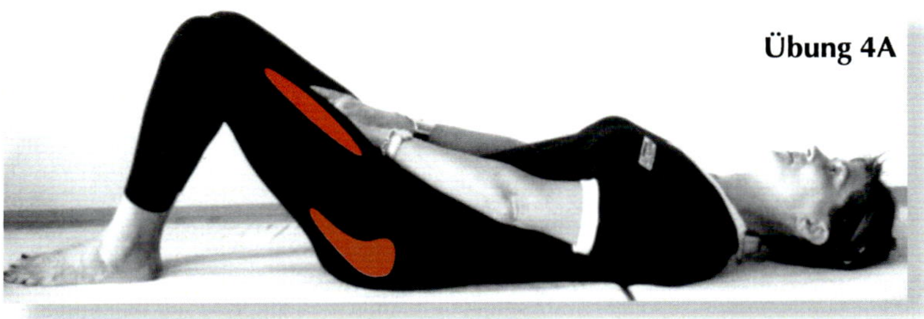

A) Beine bei gebeugten Knien aufstellen, zwischen den Knien 4 bis 5 Fäuste Abstand halten. Füße bleiben dabei aber dicht nebeneinander. Kopf, Schultern und Rücken liegen fest auf der Unterlage (kein Hohlkreuz).
Beide Hände zwischen die Beine legen.
Einatmen und die Aufmerksamkeit auf die BBM richten.
Mit dem Ausatmen BBM anspannen, nach innen Richtung Bauchdecke hochziehen, weiteratmen.
Die Knie nun gegen den Widerstand der Hände zusammenführen (Spannung Innenseite Oberschenkel). Muskelspannung ca. 5 Sekunden halten, weiteratmen.
Mit dem Ausatmen Spannung lösen, Beine ablegen.
Entspannen (ca. 10 Sekunden).
Übung 5-mal wiederholen.

B) Beine bei gebeugten Knien aufstellen, Arme rechts und links vom Körper ablegen. Der Rücken liegt fest auf der Unterlage (kein Hohlkreuz).
Einatmen, die Aufmerksamkeit auf die BBM richten. Mit dem Ausatmen BBM anspannen und nach innen Richtung Bauchdecke hochziehen. Muskelspannung halten, weiteratmen.
Gesäß anheben, beide Knie zur linken Seite schwingen und absenken. Schultern und oberer Rücken bleiben dabei auf der Auflage liegen.
Zurück zur Ausgangsstellung.
Mit dem Ausatmen BBM lockern, Spannung lösen.
Entspannen (ca. 10 Sekunden).
Übung 3-mal wiederholen.

Übung 4B

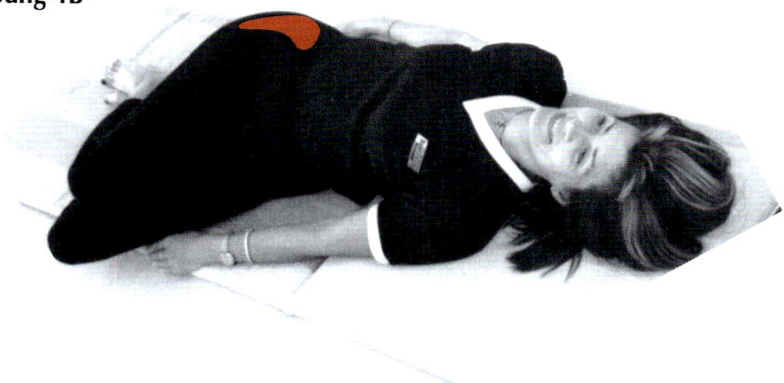

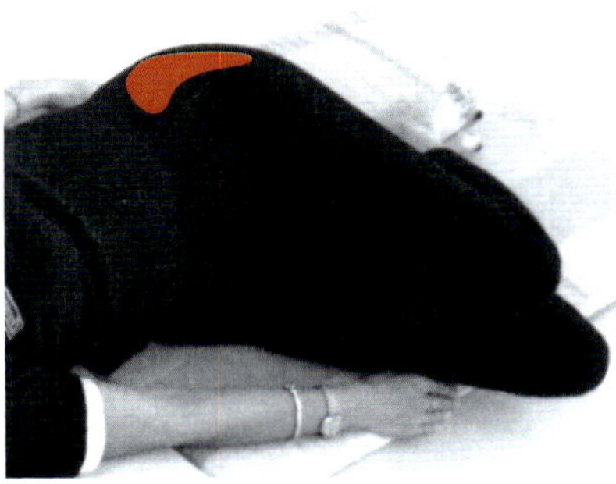

Seitenwechsel: Gesäß anheben, beide Knie zur rechten Seite schwingen, absenken.
Übung 3-mal wiederholen.

05 Z-Übung: „Venenpumpe" in Rückenlage

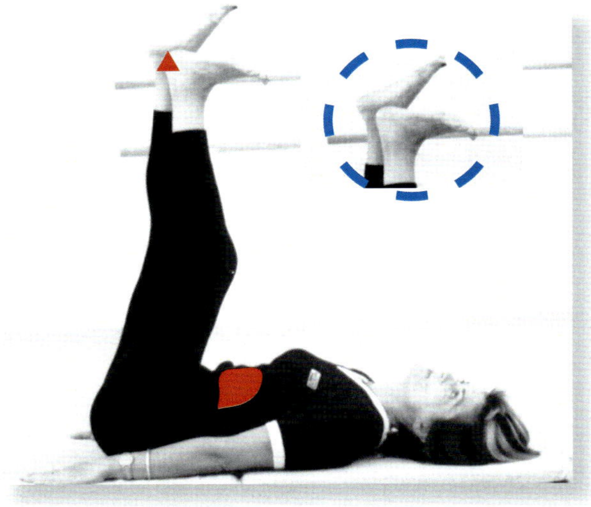

Kopf, Schultern und Rücken liegen fest auf der Unterlage, Arme seitlich am Körper.
Beide Beine Richtung Decke strecken. Darauf achten, dass der untere Rücken durchgestreckt bleibt (kein Hohlkreuz)!

Mit den Füßen auf- und abwärts wippen und die Fersen dabei kräftig in Richtung Decke drücken.
Dann die Füße mehrmals miteinander und gegeneinander kreisen.
Atmen nicht vergessen.
Beine ablegen und ausschütteln.
Entspannen.

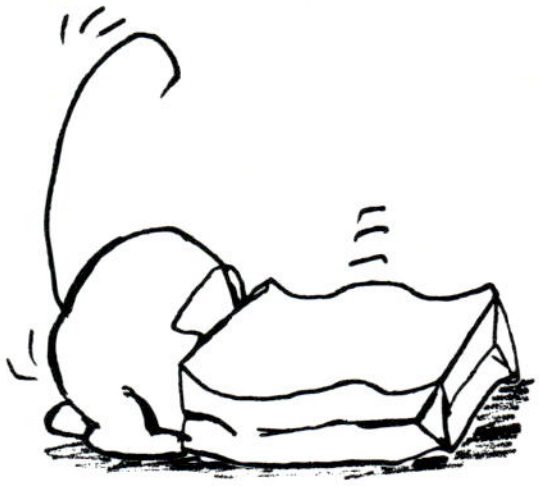

Schonendes Aufstehen

Vor dem Aufstehen Arme und Beine ausschütteln.
Schultern heben und senken.
3-mal hintereinander durch die Nase ein- und den Mund ausatmen.
Dann über eine Körperseite langsam aufstehen.

Zweite Trainingswoche

Ziele

- ergänzend zur BBM die seitliche Bauchmuskulatur kräftigen (Diagonalübungen), den Kreislauf stärken und die Kondition trainieren

Die Übungen 1 bis 5 mit je 3 Wiederholungen weitertrainieren.

Neu:

06 BBM-Übung: „Kleine Schere" und „Große Schere" (je 6-mal)
07 Z-Übung:
   A) Kreislauftraining (10-mal)
   B) Radeln in Rückenlage (6-mal)
08 BBM-Übung:
   A) Radeln in Sitzhaltung (bis 10 zählen)
   B) 2-Punkt-Stellung mit Innendrehung (10-mal)
09 Z-Übung: „Knieschwinger" in Sitzhaltung (3- bis 5-mal)
10 BBM-Übung: BBM-Spannung in Sitzhaltung (5-mal)

Trainingsvorbereitungen und Lockerungsübungen nicht vergessen!

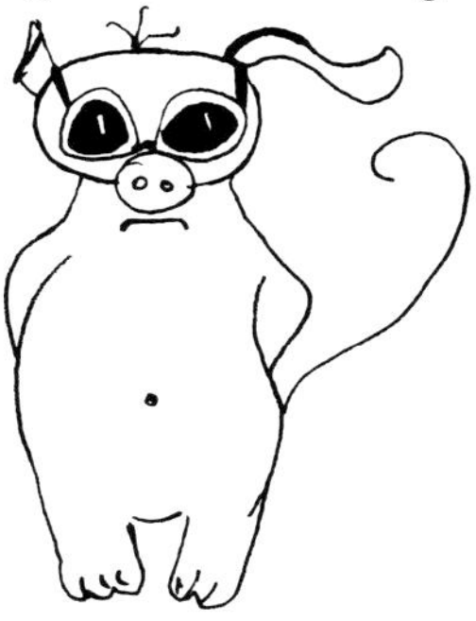

„Schwunzi"

06 BBM-Übung: „Kleine Schere" und „Große Schere" in Rückenlage

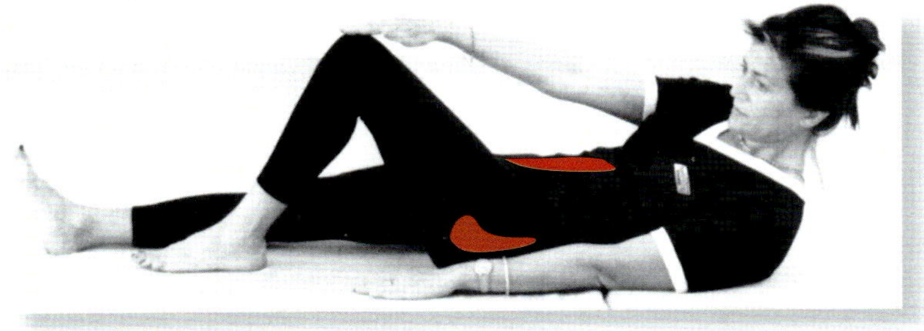

A) Linkes Bein im Knie gebeugt aufstellen.
Einatmen und die Aufmerksamkeit auf die BBM richten.
Mit dem Ausatmen BBM anspannen, nach innen Richtung Bauchdecke hochziehen.
Oberkörper etwas anheben und mit der rechten Hand das linke Knie berühren. Lendenwirbel und unterer Rücken sind dabei fest auf die Matte gepresst. Linker Arm bleibt auf der Unterlage liegen. Dabei sollten Sie auch die seitlichen Bauchmuskeln spüren.
Muskelspannung ca. 5 Sekunden halten, weiteratmen.
Oberkörper, linkes Bein und rechten Arm ablegen.
Mit dem Ausatmen BBM lockern, Spannung lösen.
Entspannen (ca. 10 Sekunden).
Übung 3-mal wiederholen.
Beinstellung wechseln und mit der linken Hand das rechte Knie berühren. Entspannen (ca. 10 Sekunden). Übung 3-mal wiederholen.

B) Gleiche Übung, diesmal Oberkörper und linkes Bein *gestreckt* anheben und mit der rechten Hand das linke Knie berühren. Lendenwirbel und unterer Rücken sind dabei fest auf die Matte gepresst. Linker Arm bleibt auf der Unterlage liegen.
Dabei sollten Sie die seitlichen Bauchmuskeln spüren.
Muskelspannung ca. 5 Sekunden halten, weiteratmen.
Oberkörper und Extremitäten wieder ablegen.
Mit dem Ausatmen BBM lockern, Spannung lösen.
Entspannen (ca. 10 Sekunden).
Übung 3-mal wiederholen.

Übung 6B

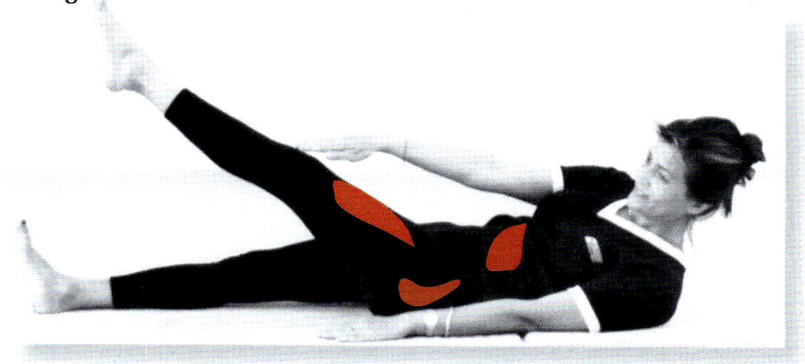

Seitenwechsel: Oberkörper und rechtes gestrecktes Bein anheben und mit der linken Hand das rechte Knie berühren.
Entspannen (ca. 10 Sekunden).
Übung 3-mal wiederholen.

07 Z-Übung: Kreislauftraining in Rückenlage

A) Beide Beine anheben (gestreckt oder im Knie gebeugt).
Lendenwirbel und unterer Rücken bleiben dabei fest auf die Matte gepresst. Arme liegen seitlich am Körper. Nun mit dem rechten Unterschenkel leicht auf den rechten Oberschenkel schlagen (5-mal).
Atmen nicht vergessen. Beine langsam ablegen. Spannung lösen.
Entspannen (ca. 10 Sekunden).

Beinwechsel: Mit dem linken Unterschenkel leicht auf den linken Oberschenkel schlagen (5-mal).

Diese Übungen sind kreislaufanregend. Das seitliche Radeln kräftigt besonders die Bauchmuskulatur.

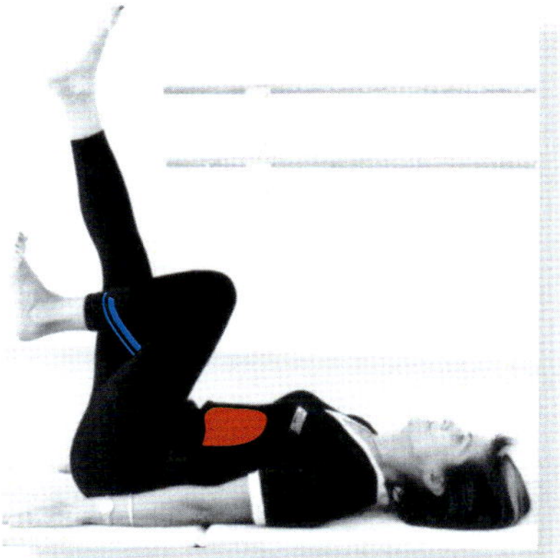

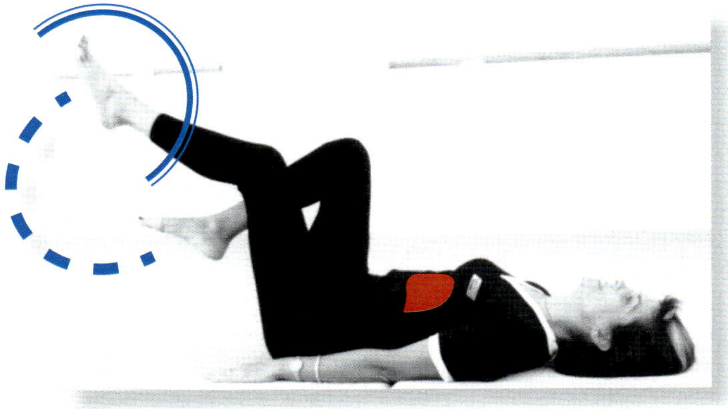

B) Beine anheben, im Knie beugen und Radfahren: Von vorn – nach rechts – über die Mitte nach links – und zurück zur Mitte.
Lendenwirbel und unterer Rücken bleiben dabei fest auf die Matte gepresst. Arme liegen seitlich am Körper.
Diese Pendelbewegung 3-mal wiederholen. Atmen nicht vergessen.
Zurück zur Mitte: Beine langsam ablegen. Spannung lösen.
Entspannen (ca. 10 Sekunden).
Übung 3-mal wiederholen.

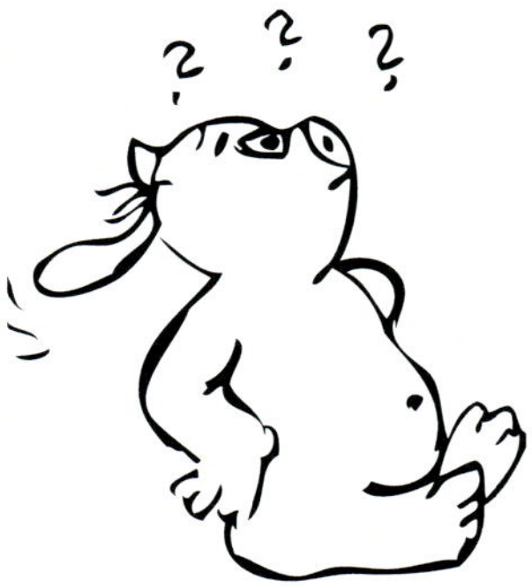

08 BBM-Übung: Radeln in Sitzhaltung und 2-Punkt-Stellung mit Innendrehung

A) Beine im Knie gebeugt aufstellen, den Oberkörper leicht zurücklehnen und mit den Armen nach hinten abstützen. Der Rücken bleibt möglichst gerade (kein Hohlkreuz oder Buckel!)
Radfahren wie in Z-Übung 07B: Von vorn – nach rechts – über die Mitte nach links – und zurück zur Mitte. Während der Pendelbewegung bis 10 zählen.
Zurück zur Mitte: Beine langsam ablegen. Spannung lösen.
Entspannen (ca. 10 Sekunden).

Übung 8A

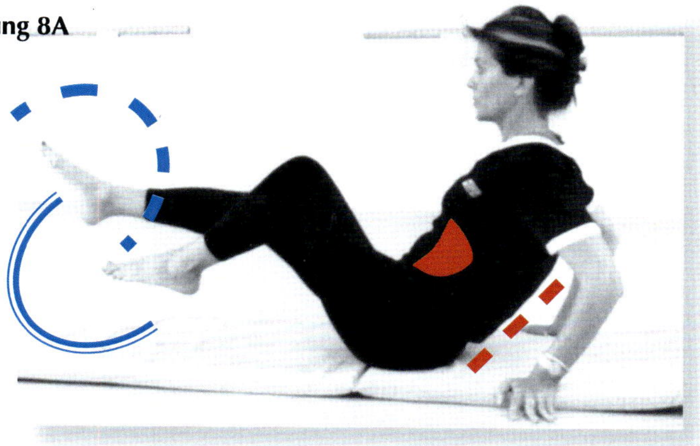

Übung 8B

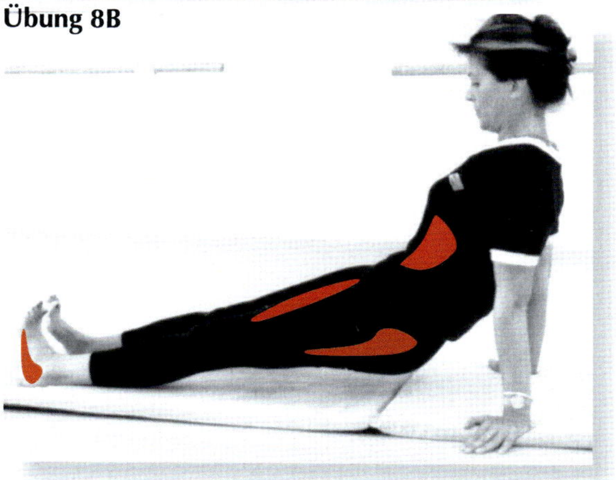

B) Beine leicht gespreizt ausstrecken, mit den Armen nach hinten abstützen.
Rücken bleibt gerade. Einatmen und die Aufmerksamkeit auf BBM und Gesäß richten.
Beim Ausatmen BBM und Gesäß anspannen, Bauch einziehen. Füße aufrichten, nach innen drehen und Gesäß leicht anheben.
Die Muskeln der Oberschenkelinnenseite müssen dabei spürbar sein.
Spannung in Gesäß und Bauch halten. Weiteratmen.
Mit dem Ausatmen Beine und Gesäß ablegen.
Spannung lösen.
Entspannen (ca. 10 Sekunden).
Übung 10-mal wiederholen.

09 Z-Übung: „Knieschwinger" in Sitzhaltung

Oberkörper mit beiden Armen nach hinten abstützen, Schultern straffen. Runden Rücken oder Hohlkreuz vermeiden.
Einatmen und die Aufmerksamkeit auf die Bauchmuskeln richten.
Beim Ausatmen Bauchmuskeln anspannen. Ruhig weiteratmen und Spannung halten.
Beine im Knie leicht abgewinkelt anheben, sodass die Füße den Boden nicht mehr berühren.
Spannung der Bauchmuskeln halten.
Beide Beine 5-mal zur rechten und linken Seite schwingen. Atmen nicht vergessen!
Beine ablegen. Spannung lösen.

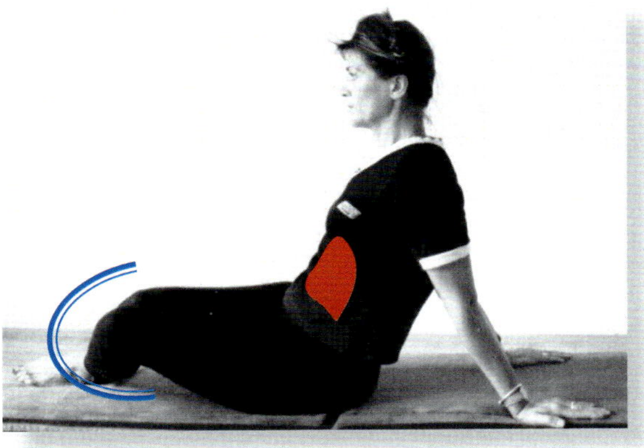

10 BBM-Übung: BBM-Spannung in Sitzhaltung

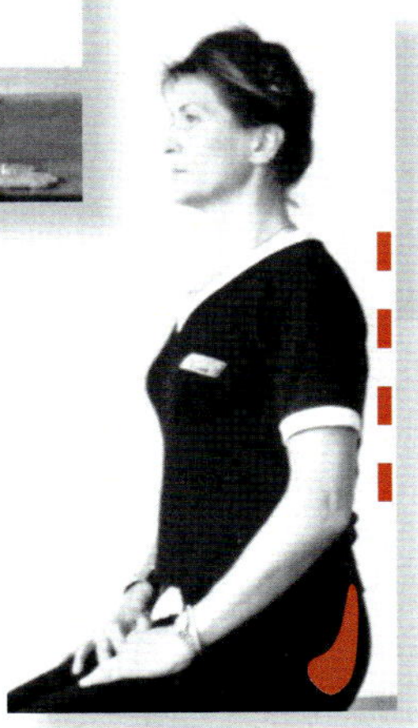

Oberkörper ist gerade aufgerichtet, Beine sind auf dem Boden ausgestreckt, Hände liegen locker auf den Oberschenkeln.
Einatmen und die Aufmerksamkeit auf BBM richten.
Beim Ausatmen nur BBM anspannen und nach innen hochziehen.
Spannung halten. Weiteratmen. Bis 5 zählen. Spannung lösen.
Entspannen (ca. 10 Sekunden).
Übung 5-mal wiederholen.

Dritte Trainingswoche

Ziel

- Dehnung und Kräftigung des Beckenbodens und seiner Nebenmuskeln

Die Übungen 1 bis 10 weitertrainieren.

Neu:

11 Z-Übung: „Große Schere" in Sitzhaltung (5-mal)

12 Z-Übung: Diagonaldehnung (6-mal)

13 Z-Übung: Dehnung des Beckenbodens (10-mal)

14 BBM-Übung: „Kleine Lok" diagonal (6-mal)

15 BBM-Übung:

A) „Katzbuckeln" (6-mal)

B) „Katzbuckeln" mit Baucheinziehen (6-mal)

Trainingsvorbereitungen und Lockerungsübungen nicht vergessen!

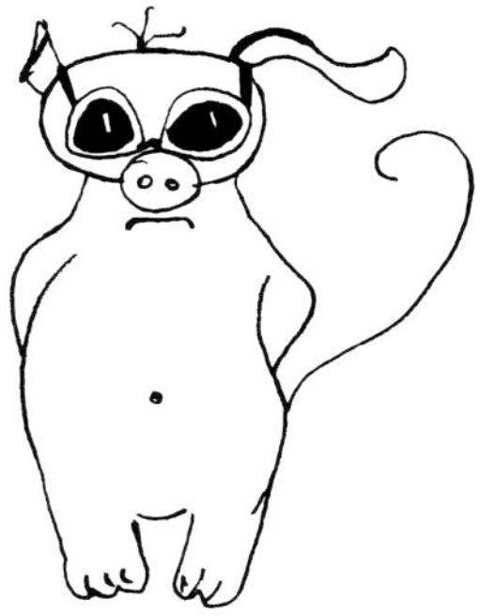

„Schwunzi"

11 Z-Übung: „Große Schere" in Sitzhaltung

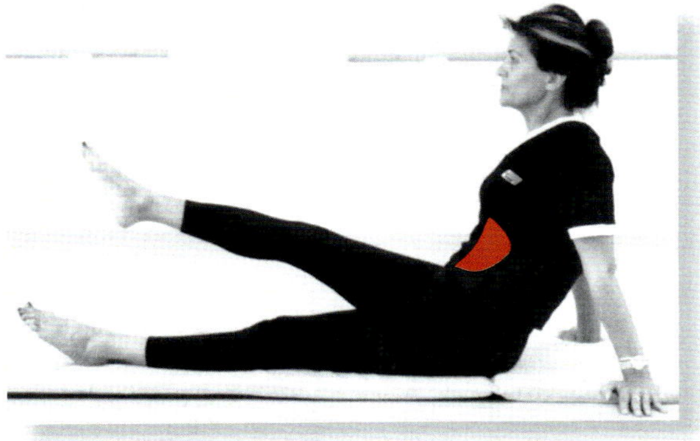

Oberkörper mit beiden Armen nach hinten abstützen, Schultern straffen und Rücken gerade halten (kein Hohlkreuz, kein Buckel).
Einatmen und die Aufmerksamkeit auf die Bauchmuskeln richten.
Beim Ausatmen rechtes gestrecktes Bein anheben. Die Spannung bleibt im Bauch, der Rücken bleibt gerade (ohne Hohlkreuz).
Bein kurz halten und ablegen. Weiteratmen nicht vergessen!
Linkes gestrecktes Bein anheben, halten und ablegen.
Beim Anheben des Beines darauf achten, dass die Spannung im Bauch gehalten und nicht auf den Rücken verlagert wird.
Zum Schluss *beide* Beine anheben, halten und ablegen.
Spannung lösen.
Entspannen (ca. 10 Sekunden).
Übung 5-mal wiederholen.

Diese Übung kräftigt die Bauchmuskulatur.

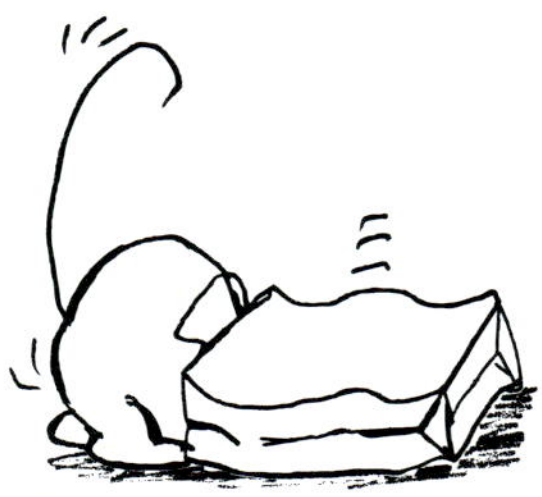

12 Z-Übung: Diagonaldehnung im Vierfüßlerstand

Nacken und Kopf bilden mit dem Rücken eine entspannte, gerade Linie, der Blick geht nach unten. Einatmen und die Aufmerksamkeit auf die Bauchmuskeln richten.

Z-Übung12

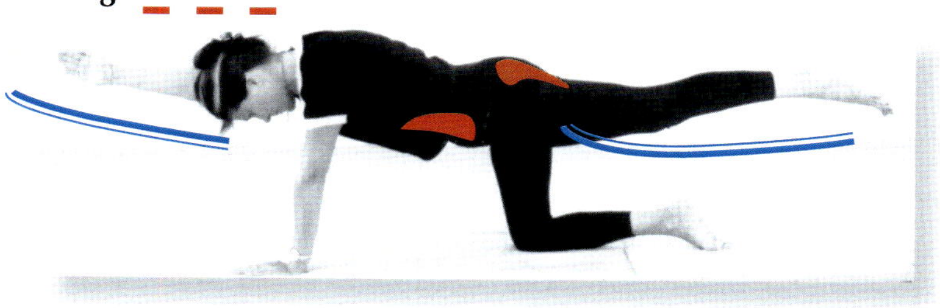

Beim Ausatmen die Bauchmuskulatur anspannen, gleichzeitig den rechten Arm nach vorn und das linke Bein nach hinten strecken.
Bis 5 zählen und dabei Spannung halten und ruhig weiteratmen.

Darauf achten, dass der Rücken gerade bleibt und nicht durchhängt.
Anschließend Seitenwechsel.
Spannung lösen.
Entspannen (ca. 10 Sekunden).
Übung je Seite 3-mal wiederholen.

13 Z-Übung: Dehnung des Beckenbodens im Schneidersitz

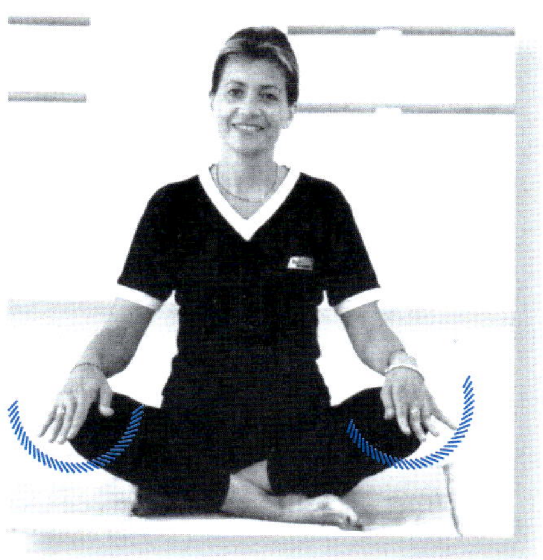

Rücken ist gerade aufgerichtet, Schultern bleiben unten, Blick geht nach vorn.

Beide Knie mit seitengleicher Hand federnd nach unten drücken.
Übung 10-mal wiederholen.

14 BBM-Übung: „Kleine Lok" diagonal im Vierfüßlerstand

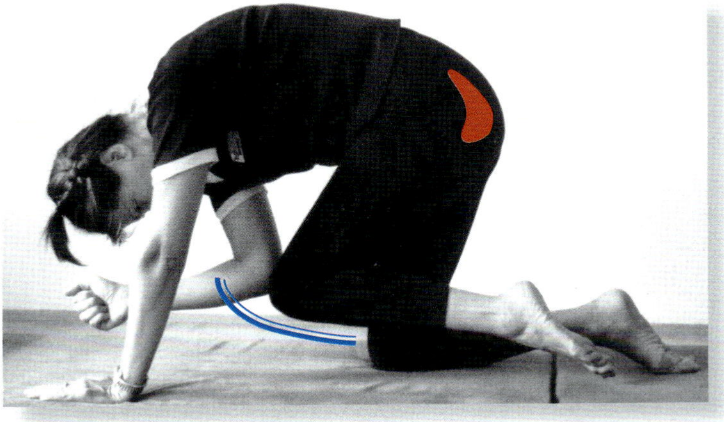

Nacken und Kopf bilden mit dem Rücken eine entspannte, gerade Linie, der Blick ist nach unten gerichtet.
Einatmen und die Aufmerksamkeit auf die BBM richten.

Rücken rund machen und beim Ausatmen rechten Ellbogen und linkes Knie zusammenführen.
Einatmen.
Mit dem Ausatmen die BBM anspannen und nach innen Richtung Bauchdecke hochziehen.
Spannung halten, weiteratmen.
Mit dem Ausatmen Spannung lösen, Beckenboden entspannen, Rücken strecken und Ausgangsstellung einnehmen.

Seitenwechsel (linker Ellbogen und rechtes Knie).
Spannung lösen.
Entspannen (ca. 10 Sekunden).
Übung je Seite 3-mal wiederholen.

15 BBM-Übung: „Katzbuckeln“

A) Nacken und Kopf bilden mit dem Rücken eine entspannte, gerade Linie, der Blick ist gerade nach unten gerichtet.
Einatmen und die Aufmerksamkeit auf die BBM richten.

Beim Ausatmen BBM anspannen und nach innen Richtung Bauchdecke hochziehen.
Rücken dabei rund machen, Kopf nach unten beugen. Spannung halten und weiteratmen.
Mit dem Ausatmen Spannung lockern.

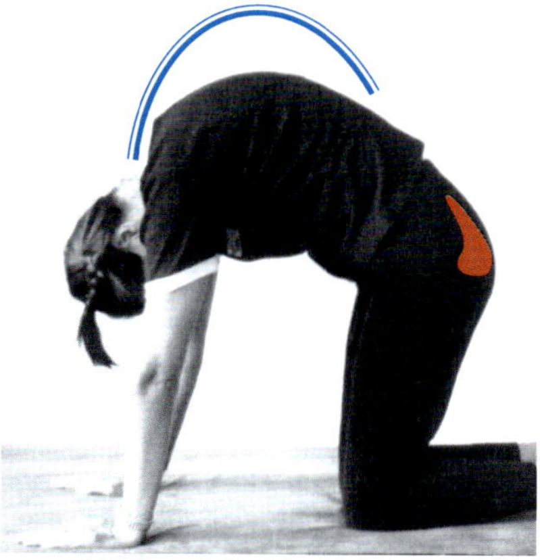

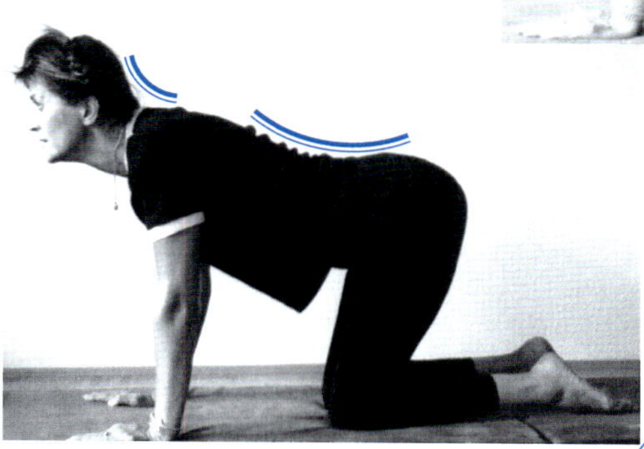

Einatmen, Rücken hängen lassen, Kopf heben. Entspannen.
Übung 3-mal wiederholen.

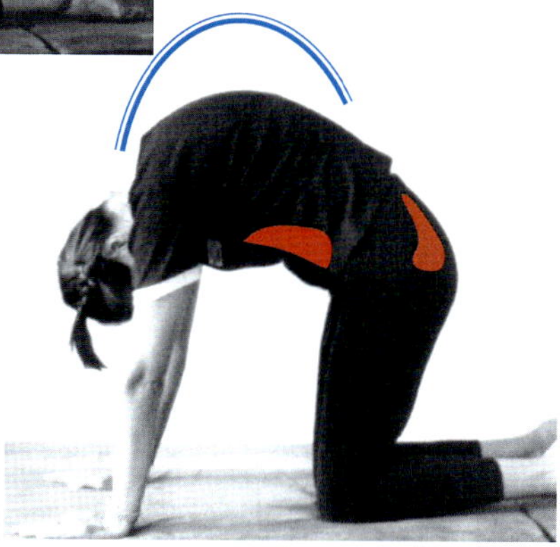

B) Gleiche Übung, jedoch zusätzlich zur BBM auch die Bauchmuskeln anspannen.
Übung 3-mal wiederholen.

Ziel

- Dauer der BBM-Anspannung steigern

Die Übungen 6 bis 15 weitertrainieren.

Neu:

16 BBM-Übung: BBM-Spannung im Kniestand (5-mal)

17 BBM-Übung:

A) „Augenzwinkern" in Rückenlage (10-mal)

B) Maximale BBM-Spannung (3- bis 5-mal))

18 BBM-Übung: Einfacher Sit-up (5-mal)

19 BBM-Übung: „Aufzug fahren bis zum 4. Stock und zurück" (2- bis 3-mal)

20 Z-Übung: Körper-Dehnungsübung (10-mal)

Trainingsvorbereitungen und Lockerungsübungen nicht vergessen!

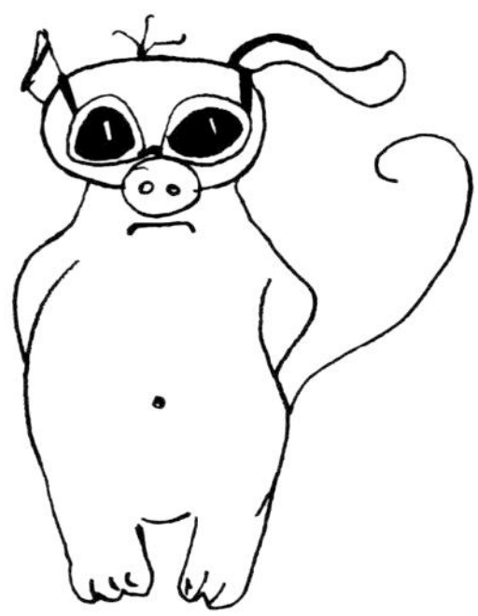

„Schwunzi"

16 BBM-Übung: BBM-Spannung im Kniestand

Mit aufgerichtetem Körper und geradem Rücken (kein Hohlkreuz) auf Unterschenkel und Fersen setzen.
Einatmen und die Aufmerksamkeit auf die BBM richten.
Beim Ausatmen die BBM anspannen und nach innen Richtung Bauchdecke hochziehen.
Spannung halten und kniend aufrichten, weiteratmen.
Mit gehaltener Spannung auf Unterschenkel und Fersen zurücksetzen.
Erst jetzt mit dem Ausatmen die Spannung lockern. Entspannen.
Übung 5-mal wiederholen.

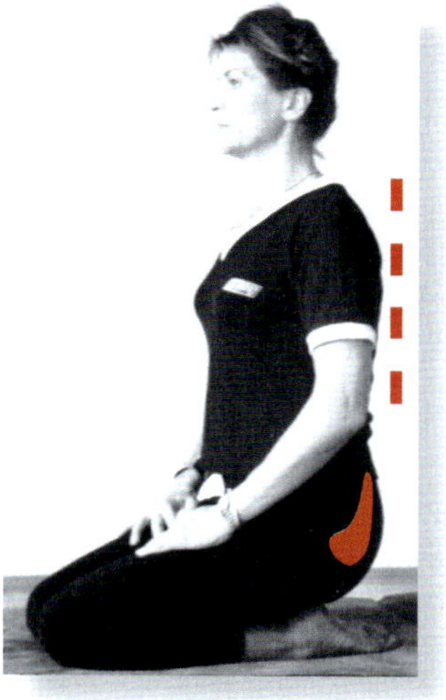

17 BBM-Übung: „Augenzwinkern" mit maximaler BBM-Spannung in Rückenlage

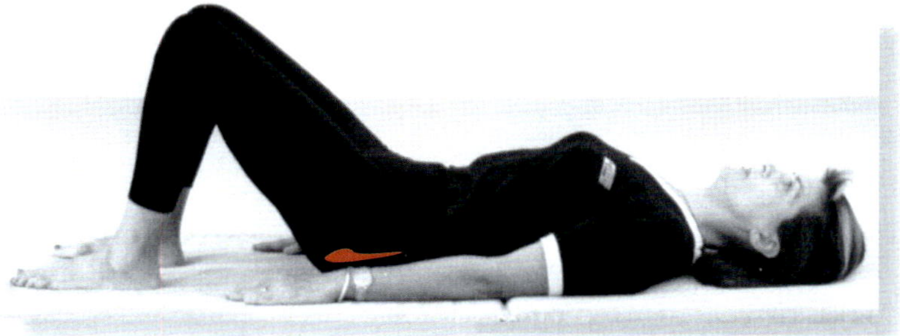

A) Beine bei gebeugten Knien aufstellen, Arme liegen locker rechts und links vom Körper.
Der untere Rücken liegt fest auf der Unterlage.
Einatmen und die Aufmerksamkeit auf die BBM richten.
Mit dem Ausatmen BBM kurz anspannen und wieder loslassen, so wie ein Augenzwinkern.
10-mal wiederholen.

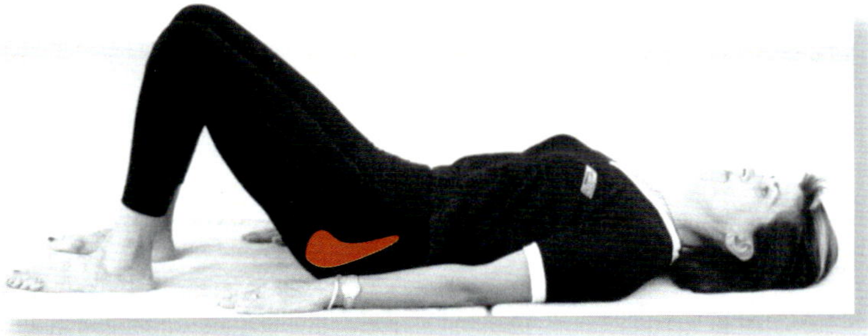

B) Gleiche Stellung, aber mit dem Ausatmen BBM maximal anspannen und nach innen Richtung Bauchdecke anziehen.
Spannung halten, weiteratmen und bis 5 zählen.
Spannung lösen und Beine ablegen. Entspannen (10 Sekunden).
Übung 3- bis 5-mal wiederholen.
Vor jeder Wiederholung doppelte Entspannungszeit einhalten.

18 BBM-Übung: Einfacher Sit-up in Rückenlage

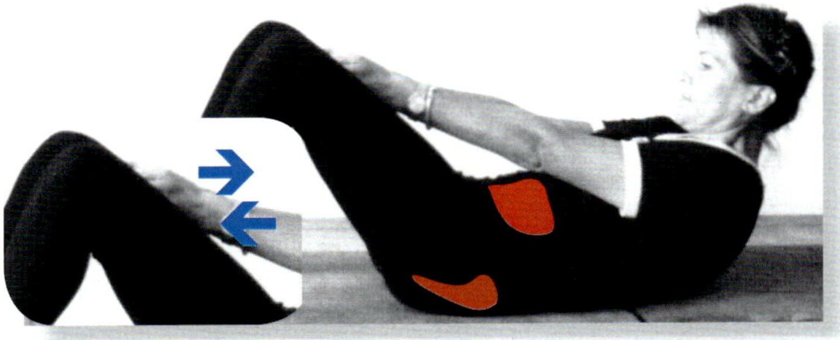

Beine bei gebeugten Knien aufstellen, Knie leicht auseinander.
Einatmen und die Aufmerksamkeit auf die BBM richten.
Mit dem Ausatmen die BBM anspannen und nach innen hochziehen.
Oberkörper etwas anheben und die gestreckten Arme zwischen den Beinen vor- und zurückbewegen.
Der untere Rücken bleibt dabei fest auf der Unterlage liegen (kein Hohlkreuz)! Spannung halten und weiteratmen. Darauf achten, dass nicht die Schultern arbeiten, sondern der Oberbauch.
Mit dem Ausatmen zurück in die Ausgangsstellung. Spannung lösen, entspannen.
5-mal wiederholen. Doppelte Entspannungszeit zur Erholung.

19 BBM-Übung: „Aufzug fahren bis zum 4. Stock und zurück" in Rückenlage

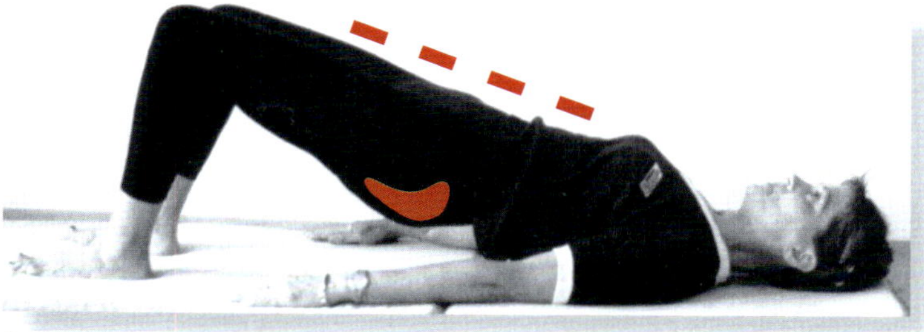

Beine bei gebeugten Knien aufstellen, Arme liegen rechts und links vom Körper.
Einatmen und die Aufmerksamkeit auf die BBM richten.
Mit dem Ausatmen BBM leicht anspannen und Gesäß etwas anheben (1. Stock). Kurz halten und ruhig weiteratmen.
Mit dem Ausatmen BBM etwas stärker anspannen und Gesäß ein Stückchen höher anheben (2. Stock). Kurz halten und gleichmäßig weiteratmen.
Mit dem Ausatmen BBM noch etwas stärker anspannen und Gesäß noch ein Stückchen höher anheben (3. Stock). Kurz halten und weiteratmen.
Mit dem Ausatmen BBM maximal anspannen und mit dem Gesäß Richtung Zimmerdecke drücken (4. Stock). Kurz halten und weiteratmen.
Nun abwärts Stockwerk für Stockwerk die Muskelspannung lockern und Gesäß tiefer senken bis zum Erdgeschoss. Spannung lösen. Entspannen. Beine strecken und ausschütteln.
Übung mit Zwischenpausen 2- bis 3-mal wiederholen.

20 Z-Übung: Körper-Dehnungsübung in Rückenlage

Den Körper lang ausstrecken, die Arme dabei nach hinten über dem Kopf abwechselnd rechts und links strecken. 10-mal wiederholen.

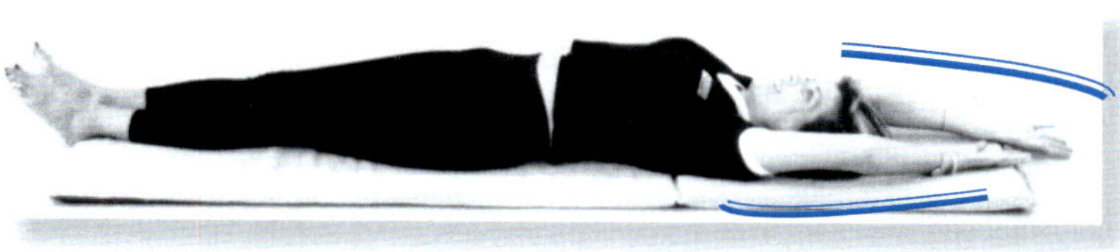

Fünfte Trainingswoche

Ziel
- Kräftigung der Bauchmuskeln

Die Übungen 6 bis 10 und 16 bis 20 weitertrainieren.

Neu:
21 Z-Übung: Ganzkörper-Dehnung (10-mal)
22 Z-Übung: Bauchmuskelspannung in Rückenlage (3- bis 5-mal)
23 BBM-Übung: Sit-up diagonal (6-mal)
24 BBM-Übung: Sit-up plus (6-mal)
25 BBM-Übung: Kombinierte Diagonale (3-mal)

Trainingsvorbereitungen und Lockerungsübungen nicht vergessen!

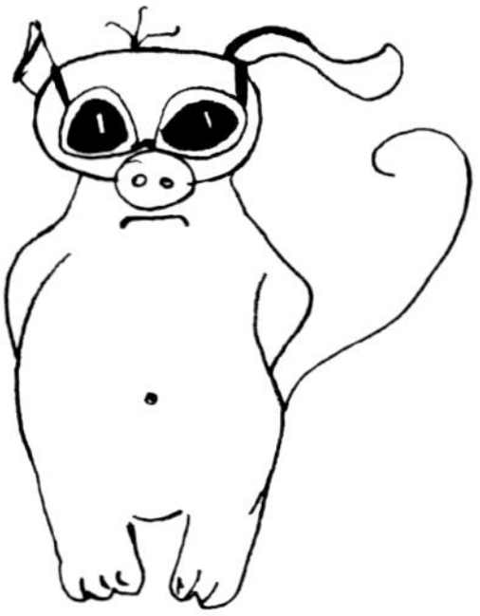

„Schwunzi"

21 Z-Übung: Ganzkörperdehnung in Rückenlage

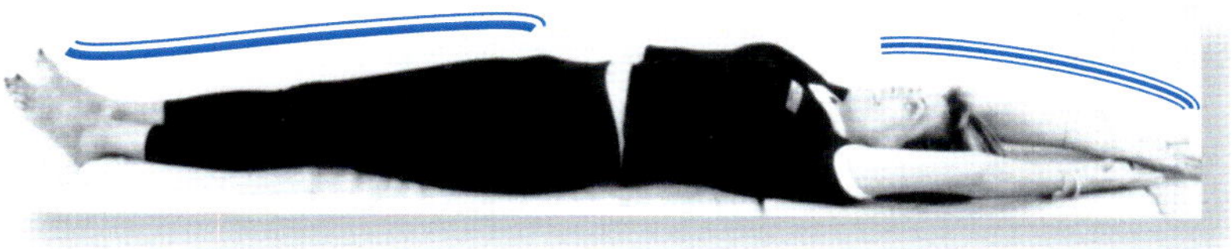

Die Arme nach hinten über dem Kopf ablegen und den ganzen Körper lang ausstrecken. Dabei bis 7 zählen und bei jeder Zahl Oberkörper und Arme leicht mitwippen lassen. 10-mal wiederholen.

22 Z-Übung: Bauchmuskelspannung in Rückenlage

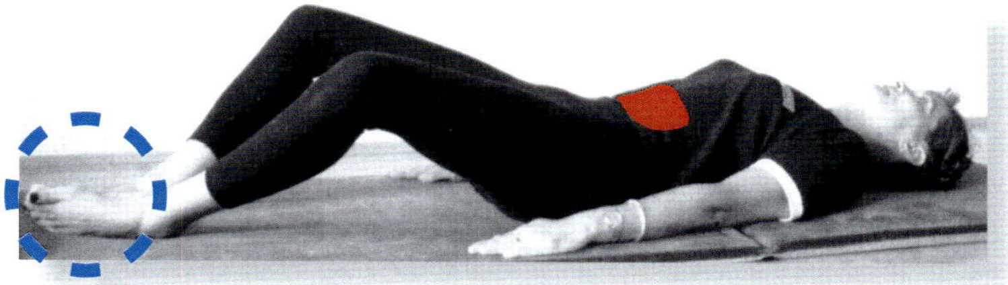

Fußsohlen bei leicht angewinkelten Knien aneinanderlegen. Einatmen und die Aufmerksamkeit auf die Bauchmuskulatur richten. Ausatmen und Bauch einziehen. Spannung halten und bis 5 zählen. Spannung lösen. Entspannen und Beine ausschütteln.

Übung 3- bis 5-mal wiederholen.

23 BBM-Übung: Sit-up diagonal in Rückenlage

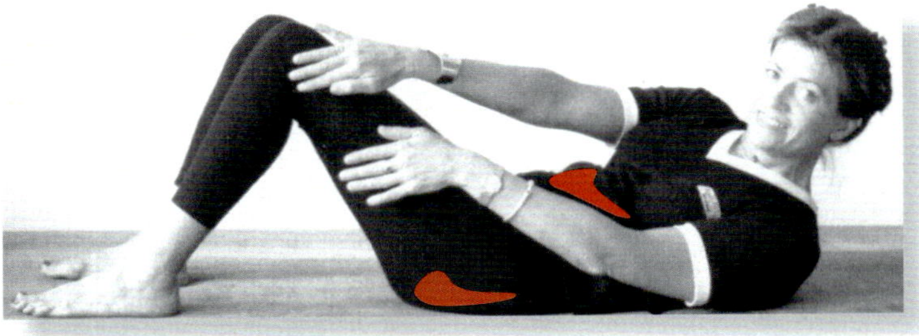

Beine mit angewinkelten Knien aufstellen. Einatmen und die Aufmerksamkeit auf die BBM und die Bauchmuskulatur richten.
Mit dem Ausatmen Bauch einziehen und BBM anspannen. Oberkörper anheben. Der untere Rücken bleibt dabei fest auf der Unterlage liegen (kein Hohlkreuz)! Weiteratmen.
Mit beiden Händen zum rechten Oberschenkel greifen.
Spannung halten und dabei den Oberkörper wieder ablegen. Spannung lösen. Entspannen.
Übung 3-mal wiederholen.
Seitenwechsel zum linken Oberschenkel. Übung 3-mal wiederholen. Entspannen, Arme und Beine ausschütteln.

24 BBM-Übung: Sit-up plus in Rückenlage

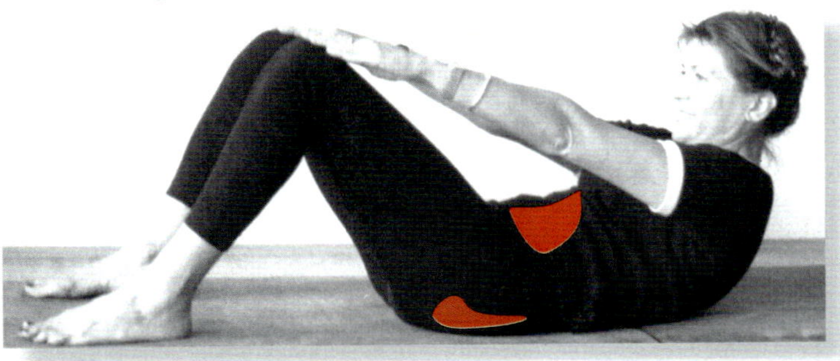

Gleiche Übung, nur diesmal Hände auf die Knie legen. Der untere Rücken bleibt dabei fest auf der Unterlage liegen. Weiteratmen.
Mit dem Ausatmen Arme und Oberkörper ablegen.
Spannung lösen. Entspannen.
Übung 3-mal wiederholen.

25 BBM-Übung: Kombinierte Diagonale im Vierfüßlerstand

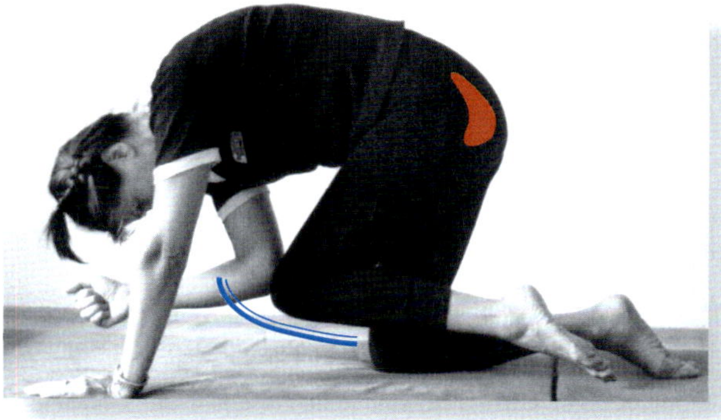

Nacken und Kopf bilden mit dem Rücken eine entspannte, gerade Linie, der Blick ist nach unten gerichtet.
Einatmen und die Aufmerksamkeit auf die BBM richten.

Rücken rund biegen und beim Ausatmen rechten Ellbogen und linkes Knie zusammenführen.
Einatmen. Mit dem Ausatmen die BBM anspannen und nach innen Richtung Bauchdecke hochziehen.
Spannung halten, weiteratmen.
Mit dem Ausatmen Spannung lösen, entspannen.

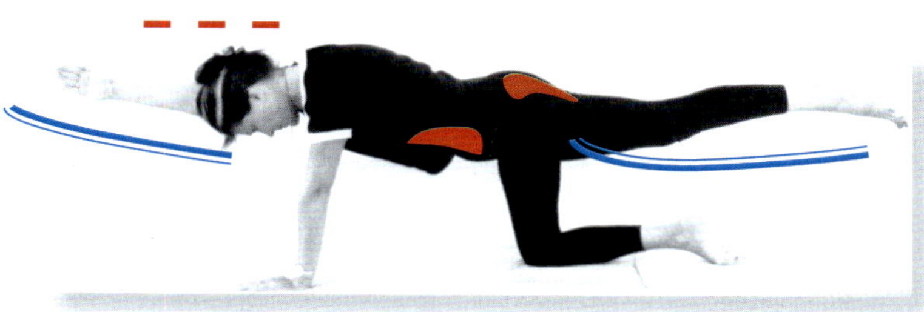

Nun mit geradem Rücken gleichzeitig rechten Arm nach vorn und linkes Bein nach hinten strecken.
Spannung im Bauch halten (Rücken darf nicht durchhängen).
Weiteratmen.
Spannung lösen.

Zurück zur Ausgangsstellung.
Entspannen.

Seitenwechsel, beginnend mit dem linken Ellbogen zum rechten Knie.
Übung abwechselnd 3-mal wiederholen.

Sechste Trainingswoche

Ziel

- maximale BBM-Anspannung, Gefäßentstauung und Beckenbodenentlastung

Übungen 6 bis 10 und 21 bis 25 weitertrainieren.

Neu:

26 Z-Übung: „Kleine Lok" ohne Arme (2-mal)
27 Z-Übung: BBM-Dehnungsübung (5-mal)
28 BBM-Übung: „Aufzug fahren bis zum 5. Stock und zurück" (2- bis 3-mal)
29 BBM-Übung: „Vertikaler Beintwister" (6- bis 10-mal)

Trainingsvorbereitungen und Lockerungsübungen nicht vergessen!

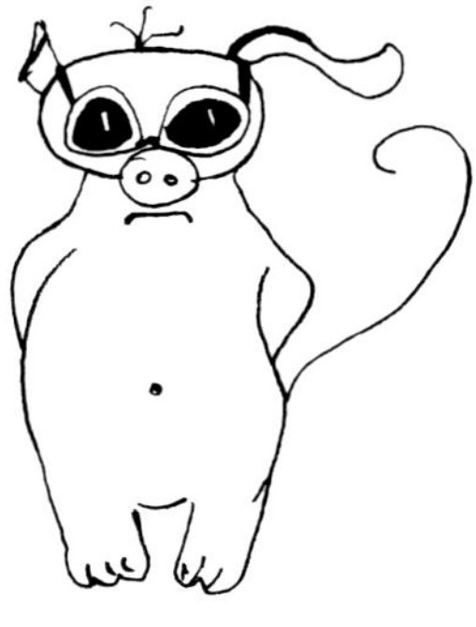

„Schwunzi"

26 Z-Übung: „Kleine Lok“ ohne Arme im Vierfüßlerstand

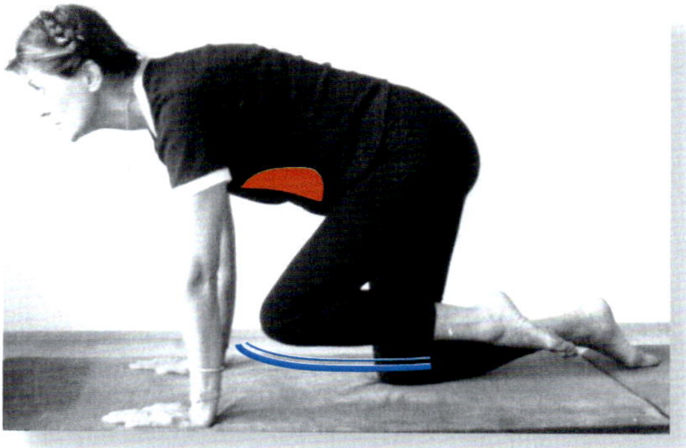

Schultern und Nacken bilden mit dem Rücken eine entspannte, gerade Linie (kein Hohlkreuz), der Kopf ist leicht aufgerichtet. Einatmen und die Aufmerksamkeit auf die Bauchmuskulatur richten.
Beim Ausatmen Bauch einziehen.
Spannung halten und weiteratmen.
Rechtes Bein im Knie gebeugt mehrmals vor- und zurückbewegen.
Mit dem Ausatmen Bauchanspannung lösen und Bein ablegen.
Seitenwechsel und bei angespannter Bauchmuskulatur linkes Bein im Knie gebeugt vor- und zurückbewegen.
Übung 2-mal wiederholen.

27 Z-Übung: BBM-Dehnungsübung im Schneidersitz

Oberkörper ist aufgerichtet, Schultern sind entspannt. Mit den Händen die Knie nach unten drücken. Dabei den Oberkörper leicht nach vorn neigen. Gleichzeitig die Knie gegen den Widerstand nach oben zusammenführen.
Die Spannung muss dabei in der Innenseite der Oberschenkel gespürt werden.
Übung 5-mal wiederholen.

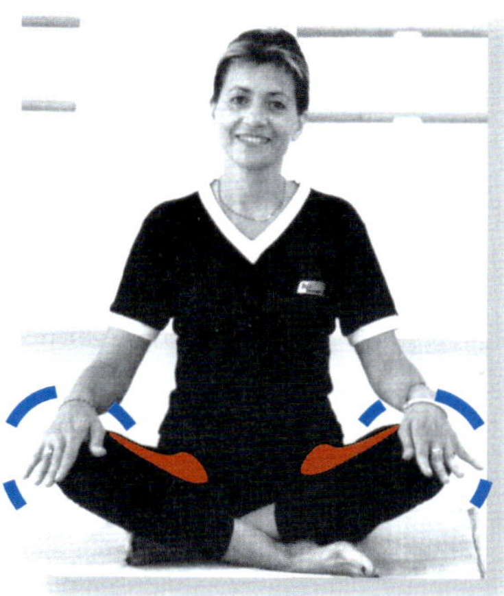

28 BBM-Übung: „Aufzug fahren bis zum 5. Stock und zurück" in Rückenlage

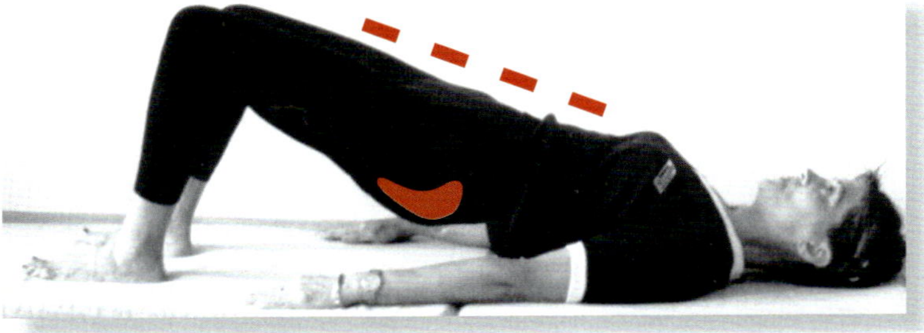

Beine bei gebeugten Knien aufstellen, Arme liegen rechts und links vom Körper. Einatmen und die Aufmerksamkeit auf die BBM richten.
Mit dem Ausatmen BBM leicht anspannen, Gesäß anheben und pro Stockwerk etwas höher drücken, dabei die BBM-Anpannung steigern.
Kurz halten und ruhig weiteratmen.
Nun abwärts Stockwerk für Stockwerk die Muskelspannung lockern und das Gesäß tiefer senken bis zum Erdgeschoss.
Spannung lösen.
Entspannen. Beine strecken und ausschütteln.
Mit Zwischenpausen Übung 2- bis 3-mal wiederholen.

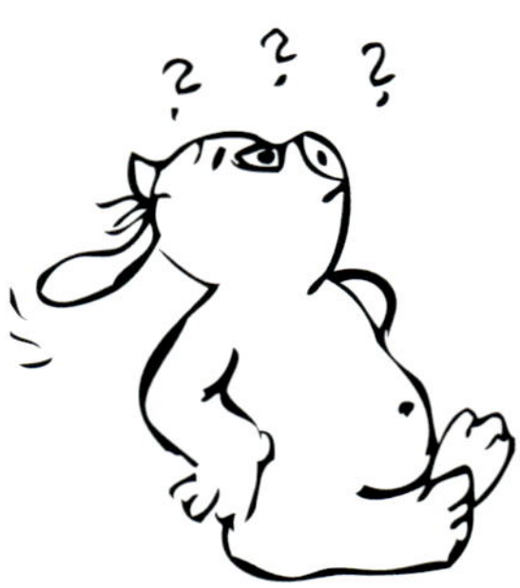

29 BBM-Übung: „Vertikaler Beintwister" in Rückenlage

Die gestreckten Beine mit gekreuzten Unterschenkeln gegen eine Wand lehnen. Rechtes Bein liegt obenauf.
Einatmen und die Aufmerksamkeit auf die BBM richten.
Mit dem Ausatmen die BBM anspannen und nach innen hochziehen.

Übung 29

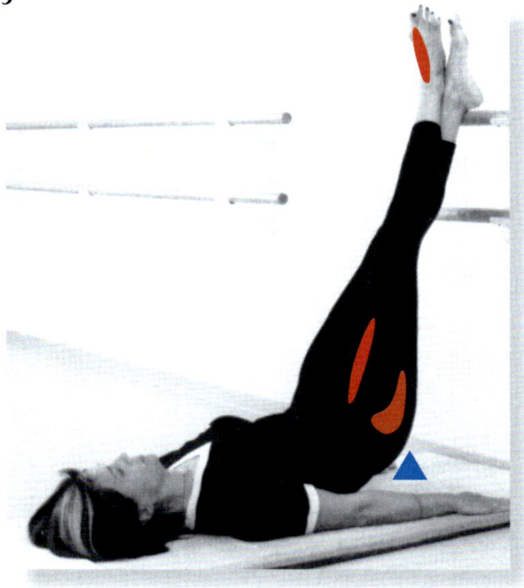

Gesäß anheben. Oberer Rücken und Schultern bleiben auf der Unterlage liegen.
Die Spannung in den Füßen, Oberschenkeln und BBM ca. 5 Sekunden halten. Weiteratmen.
Mit dem Ausatmen Gesäß ablegen. Spannung lösen. Entspannen.

Seitenwechsel: Linkes Bein liegt nun obenauf.
Übungen je Seite 3- bis 5-mal wiederholen.

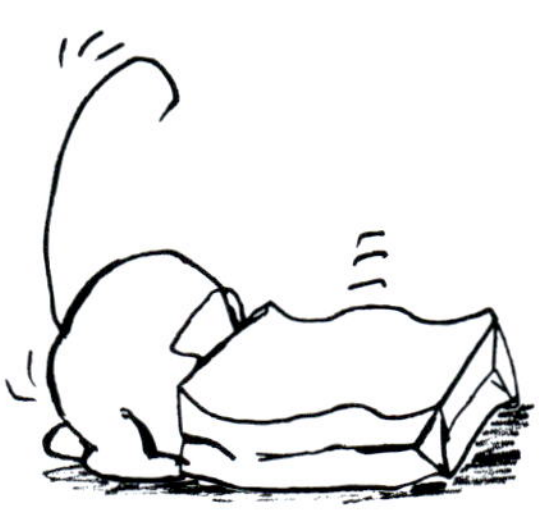

Schonendes Aufstehen

Vor dem Aufstehen Arme und Beine ausschütteln. Schultern heben und senken.
3-mal hintereinander durch die Nase ein- und den Mund ausatmen. Dann über eine Körperseite langsam aufstehen.

Tägliches Kurztraining mit acht Übungen

Das Kurztraining mit acht ausgewählten beckenbodenspezifischen Übungen eignet sich bestens für ein kontinuierliches tägliches Selbsttrainieren im Anschluss an das Aufbauprogramm. Denn jede Übung beansprucht mit Wiederholungen nur etwa zwei Minuten und erfordert so zweimal täglich nur 15 bis 20 Minuten. Die stimulierenden Übungen und Zusatz-Übungen können ergänzend zu den acht BBM-Übungen mit in das Kurztraining eingebaut werden. Wichtig für den Trainingserfolg sind dabei die korrekte Ausführung der Übungen und ein dauerhaftes regelmäßiges Trainieren.

Trainingsvorbereitungen und Lockerungsübungen nicht vergessen!

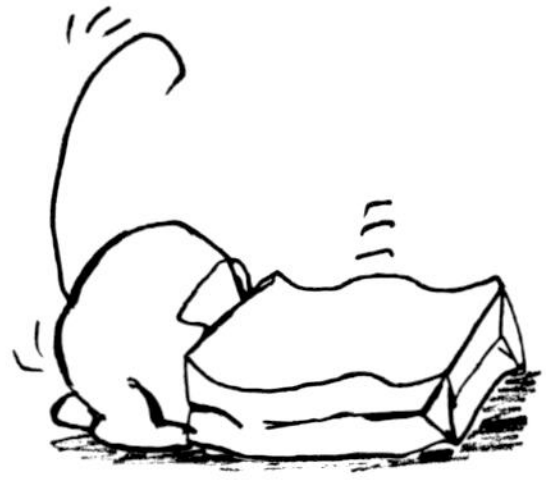

„Schwunzi"

KT 1: „Fersenzug" mit Gesäßanheben in Rückenlage
KT 2: „Beintwister" in Rückenlage
KT 3: Schambein Richtung Decke strecken in Rückenlage
KT 4: „Knieschwinger" in Rückenlage
KT 5: BBM-Spannung im Kniestand
KT 6: „Katzbuckeln"
KT 7: Fußinnendrehung in Sitzhaltung
KT 8: BBM-Spannung auf hartem Stuhl/Schemel

KT 1: „Fersenzug" mit Gesäßanheben in Rückenlage

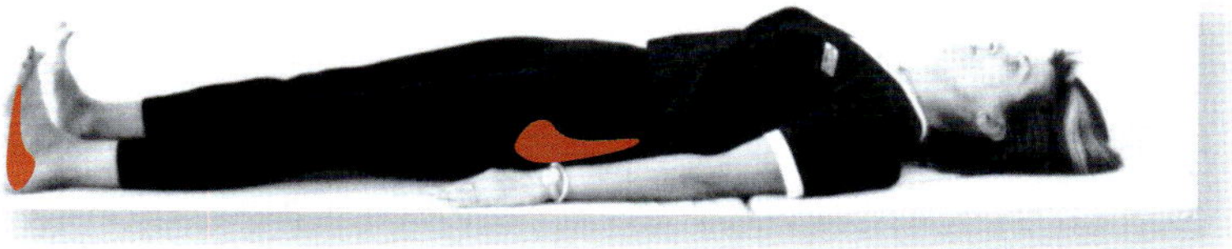

Körper lang ausgestreckt mit leicht geöffneten Beinen, Arme rechts und links vom Körper locker ablegen. Der untere Rücken liegt fest auf der Unterlage. Füße nach oben ausrichten.
Einatmen und die Aufmerksamkeit auf die BBM richten.

Mit dem Ausatmen die BBM anspannen, nach innen Richtung Bauchdecke hochziehen. Die Fersen in den Boden stemmen und das Gesäß etwas anheben.
Weiteratmen. Spannung ca. 5 Sekunden halten. Mit dem Ausatmen Gesäß ablegen und Spannung lösen. Entspannen (ca. 10 Sekunden).

KT 2: „Beintwister" in Rückenlage

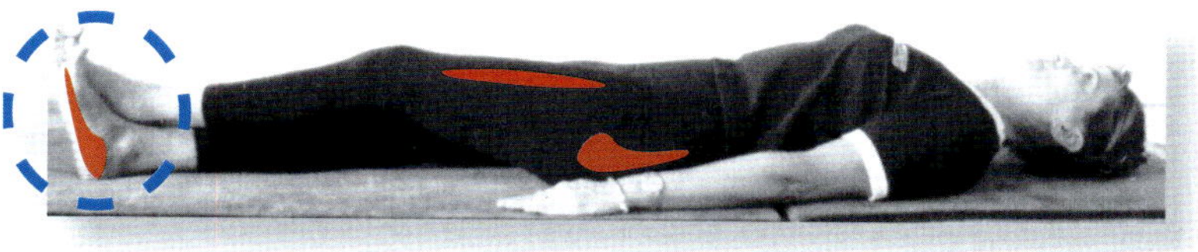

Ausgestreckt auf dem Rücken liegend, Arme seitlich am Körper, Beine überkreuzen und Fußaußenseiten gegeneinander pressen.
Einatmen und die Aufmerksamkeit auf die BBM richten.
Mit dem Ausatmen BBM anspannen und innen hochziehen, dabei weiteratmen.

Spannung in Füßen, Oberschenkeln und BBM ca. 5 Sekunden halten.
Weiteratmen.
Mit dem Ausatmen Spannung lösen. Entspannen (ca. 10 Sekunden).

KT 3: Schambein Richtung Decke strecken in Rückenlage

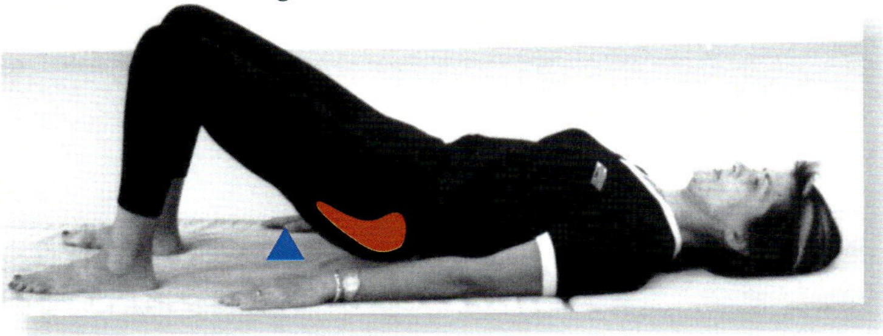

Arme rechts und links vom Körper auf die Unterlage legen, Beine bei gebeugten Knien aufstellen. Den unteren Rücken fest auf der Unterlage ablegen. Einatmen und die Aufmerksamkeit auf die BBM richten.
Mit dem Ausatmen BBM anspannen, nach innen Richtung Bauchdecke hochziehen, Gesäß anheben, als würden Sie das Schambein Richtung Decke strecken.

Schultern und oberer Rücken bleiben auf der Auflage liegen, der untere Rücken ist durchgedrückt, sodass kein Hohlkreuz entsteht.
Muskelspannung ca. 5 Sekunden halten, weiteratmen.
Mit dem Ausatmen Gesäß senken, Beine ablegen, BBM lockern und Spannung lösen.
Entspannen.

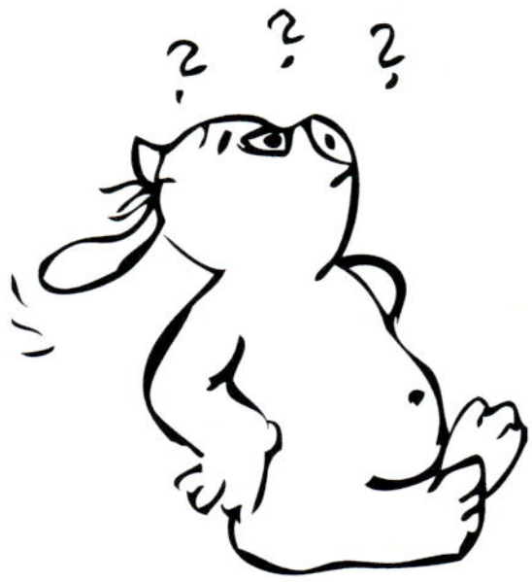

KT 4: „Knieschwinger" in Rückenlage

Beine bei gebeugten Knien aufstellen, Arme rechts und links vom Körper ablegen.
Der untere Rücken liegt fest auf der Unterlage (kein Hohlkreuz).
Einatmen, die Aufmerksamkeit auf die BBM richten.
Mit dem Ausatmen BBM anspannen und nach innen Richtung Bauchdecke hochziehen. Muskelspannung ca. 5 Sekunden halten, weiteratmen.

Übung KT 4

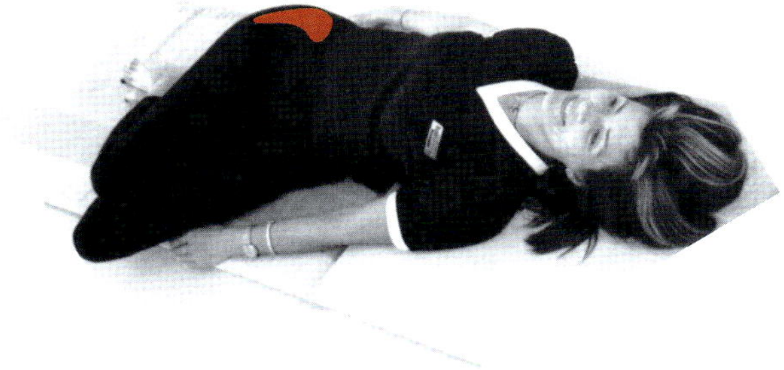

Gesäß anheben und beide Knie zur linken Seite schwingend absenken. Schultern und oberer Rücken bleiben dabei auf der Auflage liegen. Zurück zur Ausgangsstellung.

Mit dem Ausatmen BBM lockern, Spannung lösen. Entspannen. Seitenwechsel: Gleiche Übung, nur diesmal beide Knie zur rechten Seite schwingen und ablegen.

KT 5: BBM-Spannung im Kniestand

Mit aufgerichtetem Körper und geradem Rücken (kein Hohlkreuz) auf Unterschenkel und Fersen setzen. Einatmen und die Aufmerksamkeit auf die BBM richten.
Beim Ausatmen die BBM anspannen und nach innen Richtung Bauchdecke hochziehen.
Spannung halten und kniend aufrichten, weiteratmen.
Mit gehaltener Spannung wieder auf Unterschenkel und Fersen setzen. Erst jetzt mit dem Ausatmen Spannung lockern. Entspannen.

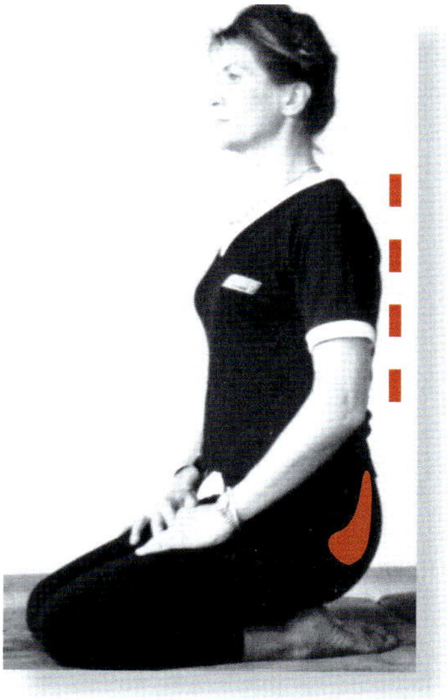

KT 6: „Katzbuckeln"

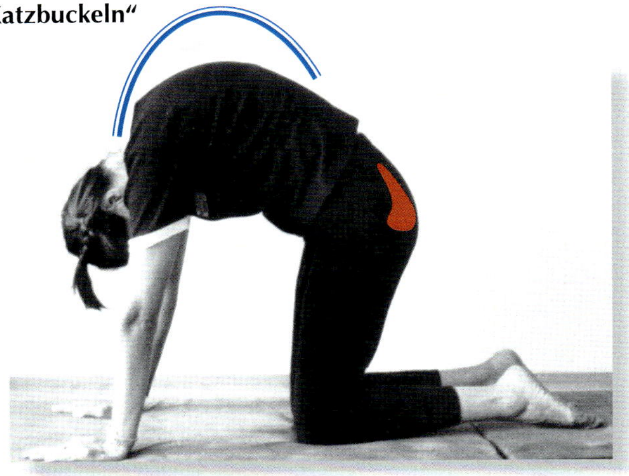

Nacken und Kopf bilden mit dem Rücken eine entspannte, gerade Linie, der Blick ist gerade nach unten gerichtet.
Einatmen und die Aufmerksamkeit auf die BBM richten.
Beim Ausatmen BBM anspannen und nach innen Richtung Bauchdecke hochziehen. Rücken dabei rund machen, Kopf nach unten beugen. Spannung halten und weiteratmen.

Mit dem Ausatmen Spannung lockern. Einatmen, Rücken hängen lassen, Kopf heben.
Entspannen.

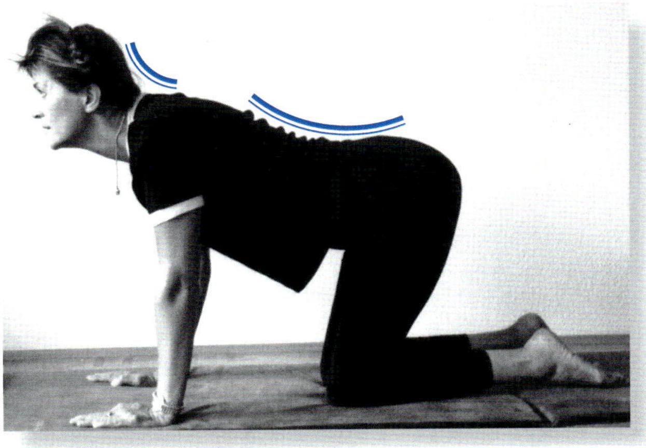

KT 7: Fußinnendrehung in Sitzhaltung

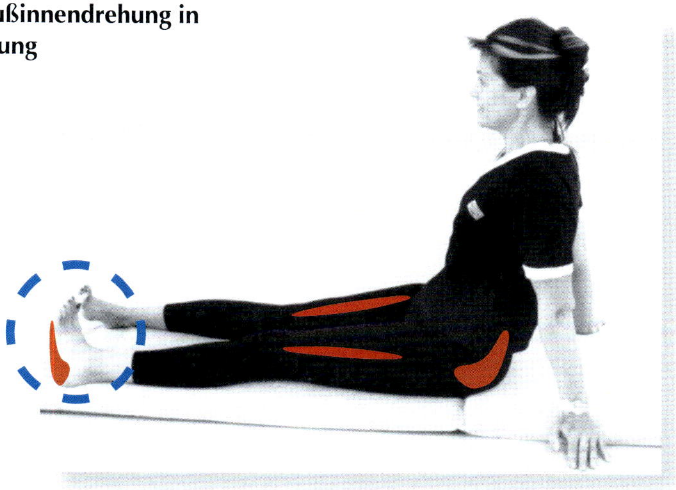

Oberkörper gerade halten und mit beiden Armen nach hinten abstützen. Die Schultern straffen und runden Rücken oder Hohlkreuz vermeiden. Beine sind ausgestreckt und leicht gespreizt.
Einatmen und die Aufmerksamkeit auf die BBM richten.

Mit dem Ausatmen BBM anspannen. Dabei Füße nach innen drehen. Weiteratmen.
Spannung in Füßen, Oberschenkeln und BBM ca. 5 Sekunden halten.
Mit dem Ausatmen Füße zurück in Normalstellung und Spannung lösen. Entspannen.

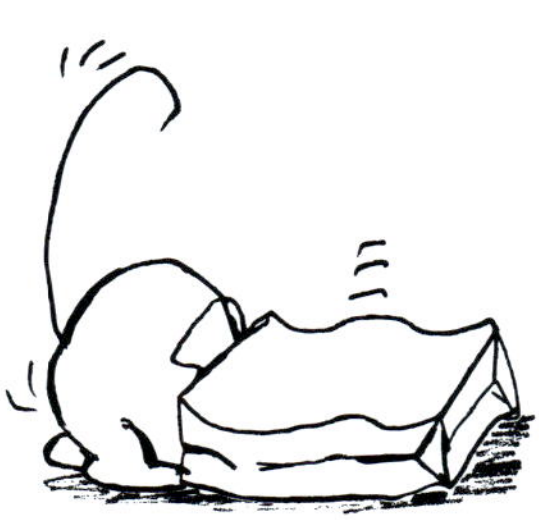

Schonendes Aufstehen

Vor dem Aufstehen Arme und Beine ausschütteln. Schultern heben und senken. 3-mal hintereinander durch die Nase ein- und den Mund ausatmen.
Dann über eine Körperseite langsam aufstehen.

KT 8: BBM-Spannung auf hartem Stuhl/Schemel

Gerade mit aufrechtem Oberkörper sitzend, Füße etwas auseinander auf dem Boden aufstellen. Schultern sind entspannt (nicht hochgezogen), Nacken und Kopf aufgerichtet, der Blick geht nach vorn.

Mit den Händen an der Stuhlkante abstützen. Einatmen und die Aufmerksamkeit auf die BBM richten.

Mit dem Ausatmen BBM geringfügig anspannen. Weiteratmen.

Beim nächsten Ausatmen BBM stärker anspannen. Weiteratmen.

Beim dritten Ausatmen BBM maximal anspannen.

Muskelspannung ca. 5 Sekunden halten, weiteratmen.

Spannung in 3 Schritten lockern.

Entspannen.

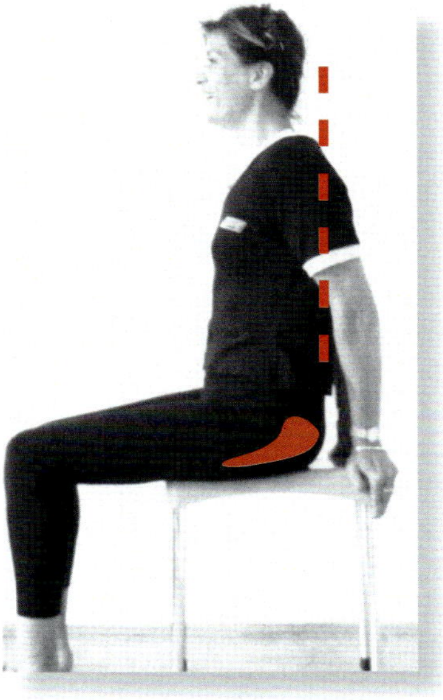

Wenn Sie eine freie Wand zur Verfügung haben, können Sie anstatt der KT-Übung 8 auch die BBM-Übung 29 aus dem Aufbautraining in Ihr tägliches Programm aufnehmen.

Um Abwechslung in das Selbsttraining zu bringen, bauen Sie ergänzend einige der gymnastischen Zusatzübungen mit ein.

Z-Übung 1: In Rückenlage
Beine sind gestreckt, Arme liegen seitlich am Körper.
Ein Bein im Knie gebeugt anheben, dann ganz ausstrecken und hochhalten. Der untere Rücken und die Lendenwirbel müssen fest auf der Unterlage liegen bleiben (kein Hohlkreuz)!
Nach ca. 5 Sekunden das Bein wieder ablegen.
Übung 3-mal wiederholen.
Kurze Entspannungspause.
Beinwechsel.

Z-Übung 2: In Rückenlage
Kopf, Schultern und unterer Rücken liegen fest auf der Unterlage, Arme seitlich am Körper.
Beide Beine Richtung Decke strecken. Darauf achten, dass der untere Rücken durchgestreckt bleibt und die Lendenwirbel fest auf der Unterlage liegen (kein Hohlkreuz)!
Mit den Füßen auf- und abwärts wippen und dabei kräftig die Fersen nach oben drücken. Atmen nicht vergessen.
Nun die Füße mehrmals miteinander und gegeneinander kreisen.
Weiteratmen.
Beine ablegen und ausschütteln.
Ruhig und tief durch die Nase einatmen und durch den Mund ausatmen. Übung nach etwa 2 Minuten wiederholen

Z-Übung 3: BBM-Dehnungsübung in Rückenlage
Oberkörper und unterer Rücken liegen flach auf der Unterlage, Arme seitlich am Körper. Beide Beine bei gebeugten Knien aufstellen.
Einatmen. Mit dem Ausatmen *rechtes Knie* zur rechten Seite sinken lassen, nachfedern, zurück in die Ausgangsstellung.

Linkes Bein zur linken Seite sinken lassen, nachfedern, zurück in die Ausgangsstellung.
Übung 3- bis 5-mal wiederholen.

Z-Übung 4: In Rückenlage
Oberkörper und unterer Rücken liegen flach auf der Unterlage, Arme seitlich am Körper. Beide Beine bei gebeugten Knien aufstellen. Einatmen. Mit dem Ausatmen *beide* angewinkelten Beine zur rechten Seite sinken lassen. Einatmen.
Mit dem Ausatmen die angewinkelten Beine zur linken Seite sinken lassen.
Übung 3- bis 5-mal wiederholen.

Z-Übung 5: BBM-Dehnungsübung im Schneidersitz
Oberkörper ist aufgerichtet, Schultern sind entspannt.
Mit den Händen die Knie nach unten drücken. Dabei den Oberkörper leicht nach vorn neigen.
Gleichzeitig die Knie gegen den Widerstand nach oben zusammenführen. Die Spannung muss dabei in der Innenseite der Oberschenkel gespürt werden.
Übung 5-mal wiederholen.

Z-Übung 6: Diagonaldehnung im Kniestand
Kniend mit aufgerichtetem Körper und geradem Rücken (kein Hohlkreuz) rechts neben die Unterschenkel/Füße setzen, dabei die ausgestreckten Arme zur linken Seite schwingen und mit leichtem Schwung zurück in die Ausgangsstellung.
Dann links neben die Unterschenkel/Füße setzen, dabei die ausgestreckten Arme zur rechten Seite schwingen und zurück in die Ausgangsstellung.
Übung mit kürzeren Pausen 3- bis 5-mal wiederholen.

Z-Übung 7: Ganzkörperdehnung in Rückenlage
Die Arme nach hinten über dem Kopf ablegen und den ganzen Körper lang ausstrecken. Dabei bis 7 zählen und bei jeder Zahl Oberkörper und Arme leicht mitwippen lassen.
10-mal wiederholen.

Übersicht Trainingsprogramm

1. Trainingswoche

01 BBM-Übung: „Augenzwinkern“ in Rückenlage (5-mal)
02 BBM-Übung: „Fersenzug“ ohne und mit Innendrehung (je 5-mal)
03 BBM-Übung: Schambein Richtung Decke strecken (A und B je 5-mal)
04 BBM-Übung: „Kniepresse“ und „Knieschwinger“ (je 5-mal)
05 Z-Übung: „Venenpumpe“ (ca. 3 Min.)

2. Trainingswoche

Die Übungen 1 bis 5 mit je 3 Wiederholungen weitertrainieren.
Neu:
06 BBM-Übung: „Kleine Schere“ und „Große Schere“ (je 6-mal)
07 Z-Übung:
A) Kreislauftraining (10-mal)
B) Radeln in Rückenlage (6-mal)
08 BBM-Übung:
A) Radeln in Sitzhaltung (bis 10 zählen)
B) 2-Punkt-Stellung mit Innendrehung (10-mal)
09 Z-Übung: „Knieschwinger“ in Sitzhaltung (3- bis 5-mal)
10 BBM-Übung: BBM-Spannung in Sitzhaltung (5-mal)

3. Trainingswoche

Die Übungen 1 bis 10 weitertrainieren.
Neu:
11 Z-Übung: „Große Schere“ in Sitzhaltung (5-mal)
12 Z-Übung: Diagonaldehnung (6-mal)
13 Z-Übung: Dehnung des Beckenbodens (10-mal)
14 BBM-Übung: „Kleine Lok“ diagonal (6-mal)
15 BBM-Übung:
A) „Katzbuckeln“ (6-mal)
B) „Katzbuckeln“ mit Baucheinziehen (6-mal)

4. Trainingswoche

Die Übungen 6 bis 15 weitertrainieren.

Neu:
16 BBM-Übung: BBM-Spannung im Kniestand (5-mal)
17 BBM-Übung:
A) „Augenzwinkern“ in Rücklage (10-mal)
B) Maximale BBM-Spannung (3- bis 5-mal))
18 BBM-Übung: Einfacher Sit-up (5-mal)
19 BBM-Übung: „Aufzug fahren bis zum 4. Stock“ (2- bis 3-mal)
20 Z-Übung: Körper-Dehnungsübung (10-mal)

5. Trainingswoche	6. Trainingswoche
Die Übungen 6 bis 10 und 16 bis 20 weitertrainieren. Neu: 21 Z-Übung: Ganzkörper-Dehnung (10-mal) 22 Z-Übung: Bauchmuskelspannung in Rückenlage (3- bis 5-mal) 23 BBM-Übung: Sit-up diagonal (6-mal) 24 BBM-Übung: Sit-up plus (6-mal) 25 BBM-Übung: Kombinierte Diagonale (3-mal)	Übungen 6 bis 10 und 21 bis 25 weitertrainieren. Neu: 26 Z-Übung: „Kleine Lok“ ohne Arme (2-mal) 27 Z-Übung: BBM-Dehnungsübung (5-mal) 28 BBM-Übung: „Aufzug fahren bis zum 5. Stock und zurück“ (2- bis 3-mal) 29 BBM-Übung: „Vertikaler Beintwister“ (6- bis 10-mal)

Entspannungsmethoden und ihre Wirksamkeit

Da funktionelle Störungen oft mit Nervosität, Stress, Gereiztheit und Ängsten verbunden sind, möchte ich Ihnen auch verschiedene Möglichkeiten zur Entspannung, Beruhigung und Harmonisierung aufzeigen.

Meditative Atmungstechnik

Die einfachste, jederzeit und ohne Hilfsperson anzuwendende Methode zum Stressabbau ist ein bewusstes Atmen in möglichst aufrechter und unverkrampfter Haltung. Durch die gerade Körperhaltung wird auch das Becken aufgerichtet, wodurch sich Energieblockaden lösen können und ein positiver Impuls über die Wirbelsäule zum Gehirn mit seinen Steuerungszentren gelangt. Unterstützt wird dieser Mechanismus durch eine bewusst durchgeführte Atmungstechnik, die eine vermehrte Sauerstoffdurchflutung von Gehirn- und Körperzellen bewirkt und dadurch die augenblickliche Stimmung günstig beeinflusst. Außerdem unterbricht die Konzentration auf die Atemtechnik und die gedankliche Formulierung negative Gedankenkreise.

Wenn es die Witterung erlaubt, atmen Sie im Freien oder bei geöffnetem Fenster durch die Nase bis tief in den sich dabei vorwölbenden Bauch ein. Mit dem Atem gehen Sie auch in Gedanken diesen Weg, halten dann kurz an und atmen durch den Mund wieder aus mit einem Geräusch wie eine Dampflok: Fffffff.
Mit dem Ausatmen sagen Sie sich: „Alles Belastende und Negative verlässt meinen Körper und meine Gedanken."

Dann atmen Sie erneut durch die Nase ein und denken dabei: „Wohlbefinden und Lebenskraft durchströmen mich." Wiederholen Sie den Vorgang drei- bis höchstens fünfmal hintereinander, da durch die vertiefte Atmung Schwindelzustände oder Benommenheit auftreten können.
Die meditative Formulierung kann dagegen auch tagsüber beliebig oft wiederholt werden:
„Alles Belastende (eventuell direkt benennen) und Negative verlässt meinen Körper und meine Gedanken. Wohlbefinden und Lebenskraft durchströmen mich!"

Diese Affirmation, zusammen mit dem bewussten Atmen öfters am Tag wiederholt, hat einen günstigen Einfluss auf das Wohlbefinden und beugt Verspannungen und Blockaden vor.

Neben dieser Methode gibt es Übungen, die ebenfalls das Erregungsniveau senken, psychosomatische Beschwerden wie Angst- und Unruhezustände, Herz-Kreislauf-Störungen und Spannungskopfschmerzen reduzieren und die körperlich-seelische Belastbarkeit erhöhen können. Diese Übungen sollten jedoch zunächst in Kursen bei erfahrenen Therapeuten erlernt und dann gezielt angewendet werden. Besonders drei Methoden stehen hier im Vordergrund:

Autogenes Training

Das autogene Training verdanken wir dem Berliner Nervenarzt Prof. Johann H. Schultz (1884–1970), der sich Anfang des 20. Jahrhunderts ausgiebig mit Hypnose beschäftigte. Bei dieser Art der Fremdsuggestion ist immer ein Hypnotiseur nötig, der mit seinen Aufforderungen oder Beschreibungen die Person in den entsprechenden Bewusstseinszustand versetzen kann. Schultz überlegte, dass dies doch auch ohne fremde Hilfe allein durch die gedankliche Vorstellung eines Trainierenden möglich sein müsste. Und so begann er etwa um 1910 das autogene Training zu entwickeln.

Erst 1932 kam dann sein Buch „Das autogene Training – konzentrative Selbstentspannung" auf den Markt. Das autogene Training ist mittlerweile international anerkannt und wird sowohl vorbeugend als auch therapeutisch eingesetzt.

Es ist seit langem bekannt, dass intensives Denken (Konzentration) Geschehnisse im Körper beeinflussen und sogar eine unbewusste, jedoch erkennbare Bewegung und Veränderung bewirken kann. Wenn wir uns beispielsweise in der ersten Übung des autogenen Trainings darauf konzentrieren, dass der rechte Arm ganz schwer ist, tritt normalerweise auch das Gefühl dafür ein, und es erfolgt eine Muskelentspannung. Diese Wirkung geschieht nicht durch den bewussten Willen, sondern durch ein Sich-Hingeben, ein Zulassen.

Um dies deutlich zu machen, wird vor jedem Erlernen des autogenen Trainings der Pendelversuch erklärt und ausprobiert.

Pendelversuch:

Am Ende eines etwa 20 Zentimeter langen Fadens befestigt man einen Ring, eine Kugel oder etwas Ähnliches; das andere Fadenende hält man, entspannt sitzend, zwischen Daumen und Zeigefinger fest. Die Hand wird nicht bewegt.

Nun gibt man sich gedanklich eine Bewegungsrichtung an, z. B. vor <=> zurück. Alsbald beginnt das Pendel in der gewünschten Richtung zu schwingen. Nach einigen Minuten wird das Umdenken probiert: mehrmaliger gedanklicher Befehl links <=> rechts. Der Pendelschwung wird langsamer, stoppt kurz und zeigt nun die gewünschte neue Richtung an. Der Versuch kann natürlich auch über eine Kreisdrehung erfolgen, wobei man zuerst eine Kreisdrehung nach rechts und später eine Drehung nach links wünscht. Auch das klappt gut.

Diese Versuche zeigen die Grundsätzlichkeit des autogenen Trainings. Denn jede gedankliche Vorstellung und die Konzentration darauf hat die Tendenz, sich durchzusetzen! So ist es möglich, dass wir mit unseren eigenen Gedanken unsere Körperreaktionen beeinflussen und eine psychisch positive und heilende Wirkung erreichen.

Durch Selbstversenkung, Konzentration und Sammlung zu innerer Ruhe und Erholung!

Entspannung und Erholung durch das Abbauen von Ängsten, das Vermindern von Beschwerden und eine Steigerung der Vitalität und damit des Lebensgefühls sind die Hauptziele des autogenen Trainings. Bei Nervosität, Überempfindlichkeit, Gereiztheit, Schlaflosigkeit, Unruhezuständen, Konzentrationsstörungen, muskulären Verspannungen und Durchblutungsstörungen in den Extremitäten wird es deshalb mit Erfolg eingesetzt.

Als ***Anwendungsbeschränkungen*** gelten starke emotionale Belastungen in Krisensituationen sowie fieberhafte Erkrankungen, Psychopathien, Neurosen und Geisteskrankheiten wie endogene Depression und Schizophrenie.

Bei den Übungen wird eine innere Hingabe an die gedankliche Wiederholung vorgegebener Formeln (Ein-Bildungen) verlangt, nach deren Erlernen und stetem Üben sich ein von innen kommender Ruhezustand einstellt, der den gesamten Organismus mit einbezieht und der selbsttätig (autogen) ohne fremde Hilfe herbeigeführt werden kann. Der Erfolg hängt jedoch vom Üben ab, nicht von der Methode des autogenen Trainings! Denn die Kunst, bestimmte Situationen im Leben für die eigene Lebensgestaltung positiv zu interpretieren, ist erlernbar. Das autogene Training kann dabei helfen.

Die Grundstufe des autogenen Trainings besteht aus sechs Schritten, deren vorgegebene Formeln jeweils in sogenannte Ruhetönungen eingebunden werden. Die ersten beiden Übungen (Schwere, Wärme) beeinflussen Muskeln und Gefäße. Gemeinsam mit den jeweiligen Ruhetönungen bilden sie die Basis und Voraussetzung für das zu erreichende Ziel.

Die vier restlichen Formulierungen betreffen Atmung, Herz und Kreislauf, Bauch mit Sonnengeflecht (Plexus solaris) und Kopfbereich und können vom Therapeuten je nach individueller Situation und Verfassung des Übenden angepasst werden.

In einem meiner Kurse misslang einer Schwangeren besonders die Konzentration auf Ruhe, da sich das Kind stark bewegte. Das Strampeln während der Ruhepause hörte erst auf, als wir es wiederholt mit einer konzentrierten gedanklichen Zusatzformel versuchten: „Ich freue mich sehr, dass du strampelst und dich so gut bewegen kannst. Aber nun wollen wir beide eine kurze Ruhepause einlegen." Die Übungen konnten ungestört fortgesetzt werden.

Es ist deshalb wichtig, dem Therapeuten in den jeweiligen Besprechungen Störungen oder Beschwerden während der Übungen mitzuteilen, damit das autogene Training erfolgreich erlernt und angewendet werden kann.

Wichtige Vorbedingungen für Anfänger sind insbesondere:

- möglichst gleiche Körperhaltung (im Liegen oder Sitzen)
- zunächst gleicher Ort und Raum
- möglichst gleiche Tageszeit
- eventuelle Störungen vermeiden, vorher ausschließen
- beengende Kleidung lockern
- vor den Übungen Blase entleeren
- bequeme Haltung einnehmen
- Augen schließen, um optische Eindrücke auszublenden (vor allem Anfänger)

Da im Verlauf der Übungen eine Senkung der Bewusstseinslage eintritt, muss nach dem Training (außer vor dem Schlafengehen) immer eine sogenannte Rücknahme erfolgen, um wieder zum aktiven Muskeltonus und dem normalen Tagesbewusstsein zurückzukehren. Dazu schließt man die Hände zu Fäusten, beugt und streckt die Arme einige Male, atmet zwei- bis dreimal tief ein und aus, öffnet die Augen und ist wieder ganz im Jetzt.

Rücknahme:

- Arme mehrmals beugen und strecken
- 2- bis 3-mal tief ein- und ausatmen
- Augen öffnen

Das abgesenkte Bewusstsein braucht Sie aber nicht zu ängstigen. Sie sind während der Übungen immer Herr über Ihre Gefühle und können jederzeit selbsttätig die Übung beenden, müssen allerdings immer zurücknehmen!

Angeboten werden die Kurse in Volkshochschulen und von entsprechend ausgebildeten Ärzten und Therapeuten.

Progressive Muskelrelaxation nach Jacobson (PMR)

Die PMR wurde von dem amerikanischen Arzt Dr. Edmund Jacobson entwickelt und ab 1934 zu Therapiezwecken eingesetzt. Sie basiert auf dem unterschiedlichen Wahrnehmen von Muskelanspannung und Muskelentspannung, ist leicht zu erlernen und kann jederzeit angewendet werden. Viele bevorzugen sie wegen ihrer Körpernähe und der eigenen Erfahrbarkeit.

Die Übungen werden normalerweise bei geschlossenen Augen im Sitzen durchgeführt, wobei bestimmte Muskelgruppen in vorgegebener Reihenfolge auf Kommando angespannt, dann gelockert und wieder entspannt werden. Die Übenden sind dabei aufgefordert, sich die deutlichen Unterschiede beim Spannen und Entspannen bewusst zu machen, um den Muskeltonus später kontrollieren und bei Bedarf abschwächen zu können.

Die PMR ist eine Anleitung zur Selbsthilfe, da Belastungen und Stress eine unwillkürliche Muskelanspannung bewirken, was in gefährlichen Situationen lebensrettend sein kann. Aber auch bei Belastungen, wie permanenter Überforderung, Leistungs- und Zeitdruck, reagiert unser Körper nach diesem Muster, und es kommt zu der ererbten Muskelspannung. Durch das PMR-Training gelingt es, über die Spannungslösung in den Muskeln auch eine psychische Entspannung herbeizuführen. Es ist nachweisbar unmöglich, ängstlich oder erregt zu sein und gleichzeitig seine Muskeln zu entspannen. Beides zur selben Zeit gelingt nicht. Ob man nun will oder nicht – man kann sich immer nur auf eines konzentrieren: entweder auf Aufregung oder auf Ruhe und Entspannung. Wenn es gelingt, für die Muskulatur einen geringeren Spannungszustand zu erreichen, muss sich auch der Angst- und Erregungszustand abschwächen, wie es diese Methode besagt.

Wird der Muskeltonus frühzeitig reduziert, werden auch die Stressreaktionen zurückgehen oder ganz ausbleiben. Durch regelmäßiges Training der PMR ist ein tiefer Entspannungszustand erreichbar, auf den z. B. starke Schweißausbrüche hinweisen können. Die mit Hilfe unserer Muskeln erreichte Ganzkörperentspannung steigert das Gefühl der inneren Sicherheit, Ruhe und Gelassenheit, wodurch sich die vegetativen, nervalen und hormonellen Systeme positiv regulieren lassen. Die fortschreitende (progressive) muskuläre Entspannung (Relaxation) erzeugt so allmählich eine psychische Gelöstheit und Entspannung!

Wichtig ist jedoch auch hier, nach jeder Übung die Ganzkörperentspannung zurückzunehmen, um wieder in den aktiven

Bewusstseinszustand zu kommen. Dies gelingt durch Recken und Strecken des gesamten Körpers mit Armen und Beinen, durch tiefes Ein- und Ausatmen und durch Öffnen der Augen.

Die Anwendungsmöglichkeiten der PMR sind Dauerstress, Unruhezustände, funktionelle Herzbeschwerden, Schlafstörungen, Migräne, muskuläre Verspannungen und begleitende Raucherentwöhnung.

Anwendungsbeschränkungen gelten für akute Psychosen, krankhaften Bluthochdruck und Herzschwäche oder Herzschäden.

Yoga

Auch Yoga ist eine harmonisierende Methode, die bei uns seit langem bekannt ist und von speziell ausgebildeten Yoga-Lehrern angeboten wird. Die Übungen des klassischen Yoga stammen aus Indien, wo sie vor langer Zeit aus ethisch-religiösen und spirituellen Überlegungen heraus entstanden, um über die Beherrschung des Körpers die Befreiung des Geistes zu bewirken. Da sie den Einfluss innerer und äußerer Harmonie bewusst machen, wirken sie ausgleichend auf den gesamten menschlichen Organismus.

In der Praxis unterscheidet man drei gleich wichtige Bereiche:

- Körperbeherrschung mit Hilfe von Körperstellungen (Asanas)
- Atmung und Atemtechnik
- geistige Übungen (Konzentration, Meditation)

Die Übersetzung des alten Sanskritwortes „Yoga“ mit „Spannung“ deutet schon auf die besondere Wichtigkeit der Asana-Stellungen durch Anspannung, Dehnung und Entspannung hin. Sie lockern

Verkrampfungen und Verspannungen, kräftigen die Muskeln und erhöhen die Beweglichkeit. Zusätzlich profitieren davon die Funktionen verschiedener Organe, sodass sich Störungen und Beschwerden durch regelmäßiges Üben dieser Stellungen reduzieren lassen.

Die Atemübungen sind ebenfalls ein wichtiger Teil des Yoga. Durch geschultes, regelmäßiges und bewusstes Atmen wird der Körper mit ausreichend Sauerstoff versorgt. Diese „Prana" genannte Lebensenergie durchströmt alle Zellen, wenn durch die Asanas Energieblockaden gelöst oder verhindert wurden.

Die Konzentrations- und Meditationsübungen führen zu innerer Ruhe und Gelassenheit, indem sie eine Abkehr von Äußerlichkeiten bewirken, ein Gefühl für unsere Mitte wecken und eigene Kraftpotenziale erkennen lassen.

In Frauen- und Gesundheitszentren wird ein modifiziertes Yoga angeboten, das Luna-Yoga. Außer Asana-Stellungen hat es unterschiedliche Bewegungs- und Atemübungen integriert und soll neben einer Steigerung der körperlichen Beweglichkeit die Durchblutung des weiblichen Beckens fördern, die Hormonbildung in den Keimdrüsen anregen und dadurch auch das Geschlechtsleben günstig beeinflussen. Manchen Frauen ist es nach eigenen Aussagen sogar möglich, durch das vom Luna-Yoga intensiver empfundene Körpergefühl in die monatliche Regelblutung einzugreifen, um Zyklus-Unregelmäßigkeiten und Periodenschmerzen zu bessern.

Welche der verschiedenen Entspannungsmethoden die für Sie passende ist, lässt sich am besten durch Ausprobieren herausfinden.

Hilfreiche Adressen

Wenn Sie bei Ihren Inkontinenzproblemen nicht wissen, wohin Sie sich wenden sollen, ist die erste Anlaufstelle sicherlich Ihr Hausarzt, der Ihnen dann einen entsprechenden Facharzt (Gynäkologe, Urologe) oder ein Kontinenzzentrum empfiehlt.

Deutsche Kontinenz Gesellschaft e. V.
Friedrichstrasse 15
60323 Frankfurt
Telefon: 069 795 88 393
info@kontinenz-gesellschaft.de
kontinenz-gesellschaft.de

Inkontinenz Selbsthilfe e. V.
c/o Matthias Zeisberger (Geschäftsstelle)
Röttkenring 27
13053 Berlin
kontakt@inkontinenz-selbsthilfe.com
inkontinenz-selbsthilfe.com/forum

Deutsche Ärztegesellschaft für Akupunktur (DÄGfA)
Würmtalstraße 54
81375 München
Telefon: 089 71005-11
fz@daegfa.de
daegfa.de mit bundesweiter Arztsuche geprüfter Akupunkturärzte

Die Autorin

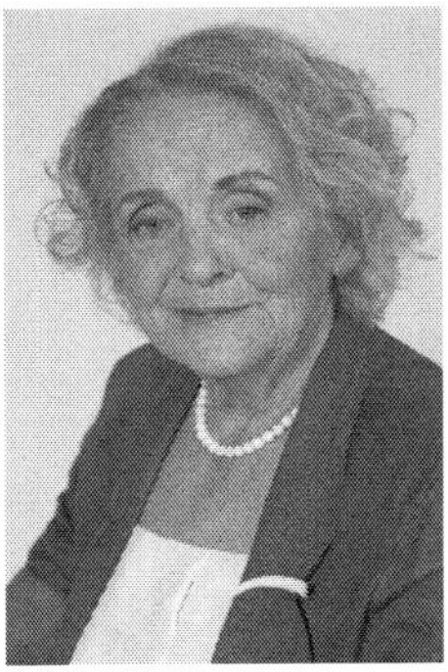

Dr. med. Brigitte Kita, Ärztin für Naturheilverfahren und Medizinische Genetik, hat viele Jahre in der Schwangerenberatung der genetischen Beratungsstelle der LMU München gearbeitet. Durch Fortbildungen in der Spezialklinik für Naturheilverfahren in Höhenkirchen sowie in der Abteilung Physikalische Medizin im städtischen Krankenhaus München-Bogenhausen und in der Abteilung butsuriryo naika an der Universitätsklinik To-Dai in Tokio hat sie sich auf physikalische Therapien und innere Medizin spezialisiert. Sie war in den Kurkliniken Bad Aibling-Harthausen und Bad Wurzach tätig und hat freiberuflich Kurse in Beckenbodengymnastik und autogenem Training geleitet.

Kritische FrauenGesundheit

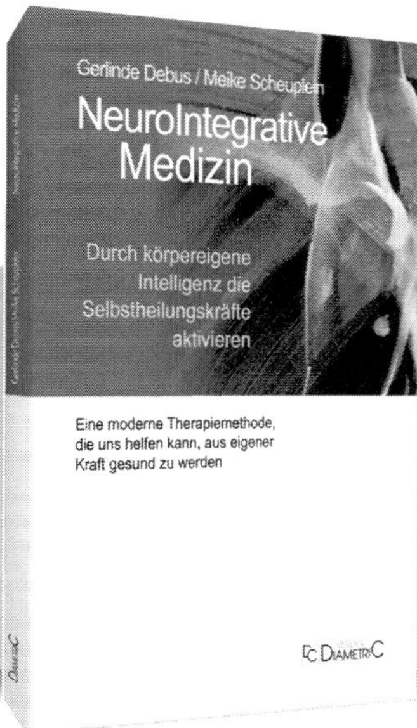

NeuroIntegrative Medizin

Durch körpereigene Intelligenz
die Selbstheilungskräfte aktivieren

Eine moderne Therapiemethode, die uns helfen kann, aus eigener Kraft gesund zu werden

Professor Dr. med. Gerlinde Debus
Dr. med. Meike Scheuplein

Kart.; 1. Aufl., November 2021
172 S. mit farb. Abb.;
ISBN 978-3-938580-77-6

Senkungen und Harninkontinenz

Eine medizinische
Entscheidungshilfe
für betroffene Frauen

Professor Dr. med. Gerlinde Debus

ebook PDF 978-3-8580-45-5
ebook epub 978-3-938580-43-1
31 S. m. farb. Abb.

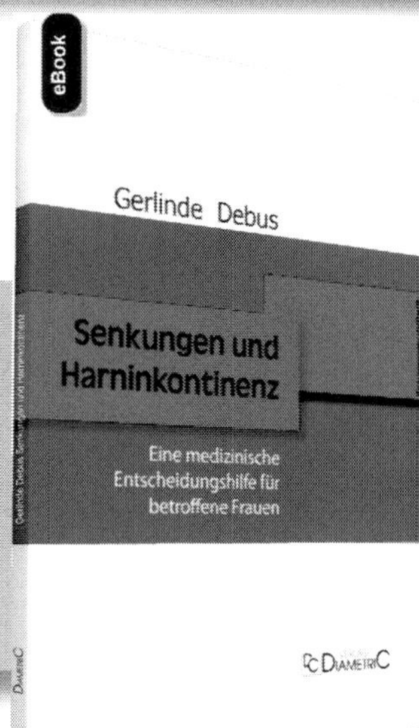